王陇德总主编　　　健康9元书系列

胆固醇的故事
——揭开冠心病的秘密

胡大一　仝其广　著

金盾出版社

内 容 提 要

人体离不开胆固醇,胆固醇是人体的营养物质和必需成分,然而,胆固醇升高又会损害血管、危害心脏等生命器官。胆固醇从来没有像今天这样,成为人群健康的焦点、心血管防治的重点,成为个体、群体和国家都需要高度重视的卫生问题。本书以胆固醇——把双刃剑、不同人群的胆固醇——血脂面面观、胆固醇知多少、胆固醇与相关性疾病、胆固醇干预、膳食、运动与胆固醇、胆固醇误区、低胆固醇——健康饮食的共性、降低胆固醇——患者实例等,从正反两个方面介绍胆固醇对人体的重要作用和对人体的危害。

图书在版编目(CIP)数据

胆固醇的故事——揭开冠心病的秘密/胡大一,仝其广著 . -- 北京:金盾出版社,2012.5
(健康9元书系列/王陇德总主编)
ISBN 978-7-5082-7610-6

Ⅰ.①胆… Ⅱ.①胡…②仝… Ⅲ.①胆固醇—控制—基本知识②冠心病—防治 Ⅳ.①R151.2②R541.4

中国版本图书馆 CIP 数据核字(2012)第 082056 号

金盾出版社出版、总发行

北京太平路5号(地铁万寿路站往南)
邮政编码:100036 电话:68214039 83219215
传真:68276683 网址:www.jdcbs.cn
北京画中画印刷有限公司印刷、装订
各地新华书店经销

开本:787×930 1/32 印张:3.375 字数:50千字
2012年5月第1版第1次印刷
印数:1~100 000 册 定价:9.00 元

(凡购买金盾出版社的图书,如有缺页、
倒页、脱页者,本社发行部负责调换)

编委会

序

　　随着经济的发展,时代的进步,医疗卫生水平的
提高,我国疾病谱发生了很大变化,预防为主的观念
也在变化。过去讲预防为主,主要是预防传染病,因
为传染病是当时居民的主要死亡因素。近些年来,
虽然传染病得到有效控制,可是脑卒中、冠心病、高
血压、糖尿病等慢性病却成为影响居民健康的主要
因素。2008 年公布的"我国居民第三次死因抽样调
查结果"显示,脑血管病已成为我国国民第一位的死
亡原因,死亡率是欧美国家的 4～5 倍、日本的 3.5
倍,甚至高于泰国、印度等发展中国家。《中国心血
管病报告 2010》显示,目前全国有高血压患者 2 亿
人,成为严重威胁我国人民健康的主要疾病。然而,
我国人群高血压的知晓率、治疗率和控制率仅分别
为 30.2%、24.7% 和 6.1%,仍处于较低水平。高血
压不仅是一个独立的疾病,也是脑卒中、冠心病、肾
衰竭和眼底病变的主要危险因素。高血压患者还常
常伴有糖尿病等慢性疾患。

　　当前,造成我国国民慢性疾病上升的主要原因
有:

　　不健康的生活方式:除了平均寿命延长以外,另
一个主要原因就是长期不健康的生活方式。不健康
的生活方式助长了慢性病的高发和威胁。很多人长
期大鱼大肉,摄入过多的热能,加之不良的生活习

惯,如过量饮酒、吸烟、身体活动不足,导致肥胖、血管硬化等。这些都是慢性疾病的主要危险因素。

健康素养水平较低:人民的健康知识并未随着生活水平的提高而增多。中国健康教育中心(卫生部新闻宣传中心)公布的我国首次居民健康素养调查结果显示,我国居民具备健康素养的总体水平为6.48%,即每100人中仅有不到7人具备健康素养。本次调查就科学健康观、传染病预防、慢性病预防、安全与急救、基本医疗5类健康问题相关素养现状进行了分析。结果表明,慢性病预防素养水平最低,仅为4.66%。

养生保健中的误区:由于健康知识的不足,人们在养生保健中的误区也十分常见,如蛋黄里含有大量的胆固醇,血脂高的人群不能吃蛋黄;水果是零食,可吃可不吃;爬山是中老年人最好的锻炼;闻鸡起舞,中老年人晨练好处多等。这些误区不仅起不到保健的作用,而且可能造成对健康的损害。

由此可见,改变人们不科学的生活方式,提高群众的健康知识水平显得尤其重要。金盾出版社邀我组织编写一套防病治病和养生保健类的科普图书。《健康9元书系列》正是秉承了这一使命,将深奥的医学科学知识转化为通俗易懂的老百姓的语言,将科学的健康知识呈现给大家,正确指导群众的保健行为。《健康9元书系列》共50种,编写此套系列丛书的50余位作者中,既有胡大一、洪昭光、向红丁等一批全国知名的大专家,也有活跃在基层医院临床第一线的中青年专家。他们都拥有扎实的医学理论基础和丰富的临床经验。更为难能可贵的是，他们除了做好自己的医疗、教学和科研工作以外，都热衷于健康科普宣传工作，花费了大量的业余时间编写这套系列丛书。这套系列书从常见病的防治到科学的养生保健方法，从慢性疾病的营养配餐到心理保健，涉及面广，实用性强，让读者看得懂，学得会，用得上。希望通过《健康 9 元书系列》的出版，为我国民众的健康知识教育和健康水平的提高贡献一份力量。

中华预防医学会会长
中国工程院院士

2012 年 4 月于北京

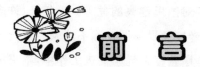 前 言

近三十年来，人们的生活方式发生了很大的变化，越来越多的国人存在不同程度的营养过剩、体力活动减少、超重或肥胖，心血管疾病的防治面临巨大挑战。

在我国，每 13 秒钟就有 1 人死于心脑血管疾病。这样的现状与高脂血症发病率的迅猛增加有着密不可分的关系。调查表明，从 1984～1999 年仅 15 年时间，成人胆固醇水平增加了 24%（增加 40 毫克/分升，约 1.04 毫摩尔/升），35～44 岁男性心肌梗死发生率增加了 112%，其中 77% 归因于胆固醇水平增高。但是与持续走高的发病率形成鲜明对比的是高脂血症的知晓率、治疗率和达标率却极低。究其原因，一方面与高脂血症没有症状不易引起人们注意有关，还与血脂预防和控制方面存在很多误区有关，人们往往对"血液黏稠度"、"中风预报"等缺乏科学证据的指标更为关注，反而对像低密度脂蛋白胆固醇这种引发冠心病的"真凶"缺乏正确的认识和干预。

为了把正确的知识传播给大众，有效遏制不健康生活方式对国民健康的危害。近年来，许多学术团体、医学专家及媒体朋友都不遗余力地投入到如火如荼的健康教育和健康促进工作中，本书的写作也是在这样的大背景下应运而生。

衷心希望本书涉及的一些实用性的生活指导方案或药物干预措施能够帮助每一位读者远离高脂血症，远离心脑血管疾病。

胡大一

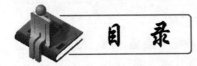

目　录

一、胆固醇——一把双刃剑

胆固醇是人体的营养物质和必需成分,人体离不开胆固醇。然而,胆固醇升高又会损坏血管、危害心脏等生命器官。在我国胆固醇从来没有像今天这样,成为人群健康的焦点、心血管防治的重点,成为个体、群体和国家都需要高度重视的公共卫生问题。

1. 胆固醇生来不"坏"

胆固醇本来是人体必需的物质,是构成人体细胞膜的一种很重要的成分,体内类固醇等激素、胆汁酸及维生素 D 的合成都离不开胆固醇。人体正常生理功能、孩子生长发育需要胆固醇。胆固醇对于人体不可缺少,本来是维系健康所需的,那又是怎样变成健康的祸害呢?

2. 兔子的故事

兔子,可谓家喻户晓,它活泼可爱的形象,被人们搬到银幕上、漫画中,无论老人还是小孩子,都很喜欢。其实,家兔不光供人们观赏,还是人类认识和防治动脉粥样硬化的功臣。

早在 20 世纪初,一批俄罗斯科学家开始拿兔子做实验来研究动脉粥样硬化,他们给兔子喂饲蛋黄和脑髓(胆固醇含量高),然后通过解剖,发现兔子肝脏蓄积较多胆固醇,血管内壁可见粥样硬化斑块。饮食中胆固醇含量越高,动脉粥样硬化程度越严重。这是最早创立的高胆固醇饲养而造成的动脉粥样硬化兔模型。

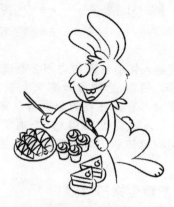

物类各循其轨,各享其食。我们的嘴
千万乱不得,一旦乱扑乱咬,
不该得的病都来了!

　　1913年,在圣彼得堡,俄罗斯专家向世人指出,
是饮食中的胆固醇引起了兔子动脉粥样硬化。此
后,人们利用这种高胆固醇粥样硬化兔模型做了很
多实验研究,是现在医学院的学生学习的经典。在
人类认识和防治动脉粥样硬化的百年历程中,兔子
立了大功。

　　本来,兔子是吃不含胆固醇的植物性食物的。
因此,它的血管壁看不到一点脂质条纹,非常光滑,
不会得动脉粥样硬化。但是,改喂高胆固醇食物
6～8周后,血管壁则变得斑斑点点,开始动脉粥样
硬化病程。

　　所有吃草的动物都不会长动脉粥样硬化,这可
见胆固醇的威力了。没有胆固醇就没有动脉粥样硬
化,就像没有胃酸,就没有溃疡一样。如果长期吃高
脂食物,人体也会像实验中的动物一样,得动脉粥样

硬化。

3. 高胆固醇——冠心病罪魁祸首

为什么我们国家冠心病发病率和死亡率增长得如此迅速？各个国家的科学家做了大量的人群调研，无论是西方人群，还是东方人群，随着胆固醇水平的升高，人群冠心病发病率和死亡率即见升高，给大白兔、老鼠和猪等喂胆固醇含量高的食物，经过4～6周以后，就会复制出动脉粥样硬化的动物模型。

有一种叫家族性高胆固醇血症的病，患者身体缺乏处理胆固醇的能力，结果血液中大量胆固醇蓄积，胆固醇浓度极高，比一般人高出6～8倍，这样的患者往往在十几岁甚至几岁时就得心肌梗死。这种极端的病例非常明确地表明了胆固醇与冠心病的因果关系。

近20年来，很多直接给高胆固醇或冠心病患者使用降胆固醇药物（他汀类）的临床试验，涉及数十万人，观察随访2～5年，也明确地看到随着患者血清中胆固醇含量的下降，心肌梗死的发生危险和死亡率也降低。冠心病患者胆固醇降得低一些，效果更好一些。

在20世纪50～70年代，我国患高血压病病人多，而高胆固醇血症的病人很少，那时候脑卒中的发病率远高于心肌梗死。在20世纪80年代初，脑卒中与心肌梗死发生率之比为8∶1，20世纪90年代降为4∶1，目前已变为2∶1。我国改革开放30年以来，生活水平不断提高，人们自觉不自觉地在进行着人体试验，人群胆固醇水平升高，随之冠心病猛增，心脏病死亡明显增多，重蹈了西方国家的覆辙。

1980～1990 年在中国进行的人群调查表明,总胆固醇(TC)水平越高,冠心病死亡危险越大。

20 世纪 80 年代前,我国人群平均胆固醇水平较低,从 1984、1985 年到 1999 年胆固醇的情况是,男性和女性胆固醇水平分别增加了 27％和 25％,短短 15 年间,胆固醇水平增加了 1.04 毫摩尔/升。要知道,人群胆固醇水平升高 1％,冠心病发病便增加 2％。这是非常糟糕的事情。我国将会迎来脑卒中居高不下,心肌梗死快速上升的第二次心血管疾病的高潮。

4. 高胆固醇:沉默杀手

由于高胆固醇血症没有任何症状,很多人不了解自己的胆固醇水平,有的即使知道高也不治疗,所以很多患者在发生心肌梗死或脑梗死时才发现自己有高胆固醇血症,还有的患者在装上支架或做了心脏搭桥手术后才后悔当初为什么没有坚持降胆固醇治疗。

高胆固醇血症一般不会表现出任何症状,如果不到医院化验,不会发现血脂升高。有时在眼皮、胳膊肘、大腿及脚后跟等部位可见到黄色瘤(橙黄色的脂质沉着)。这是胆固醇过高沉积到皮肤下引起的。从胆固醇升高到冠心病要经历十几年或几十年的时间,是一个漫长过程。冰冻三尺,非一日之寒。正是因为没有症状提醒,所以早期不会引人注意,以致出现心肌梗死等严重的心脏病时才亡羊补牢。

美国血脂指南建议,20 岁以上的人都应该定期(至少 5 年 1 次)检查自己的胆固醇水平。我国血脂指南提出,40 岁以上的男性和绝经后的女性每年应该检查血脂,以便早发现,早治疗。

二、不同人群的胆固醇
——血脂面面观

人体血液中胆固醇水平受遗传和环境因素影响。不同职业、不同年龄、不同民族等都会不同程度影响胆固醇水平。反过来，从不同人群的胆固醇水平也可以反映出后天不同环境因素和生活方式因素对血脂的作用。从不同人群的胆固醇差异所折射出的内在问题，可以让大家有所了解，有所比较，也达到加深认识、有所震动的目的。

1. 和尚的血脂

大家都知道，和尚与尼姑不吃荤，完全吃素食，让我们看看他们的胆固醇情况。

1999年，有人检测了五台山63名僧人的血脂，发现27名和尚血总胆固醇（TC）平均是2.78毫摩尔/升（mmol/L），甘油三酯（TG）为0.748毫摩尔/升；8名尼姑胆固醇水平是2.79毫摩尔/升，甘油三酯是0.878毫摩尔/升。比医院血脂化验单上所列出的总胆固醇参考值范围低限还要低。我们国家的人群调查显示，总胆固醇从3.63毫摩尔/升开始，胆固醇越高，冠心病、脑梗死的发病危险性越高。可见，从胆固醇来说，和尚是不容易患心血管病的。

国外也一样，南美巴西的素食者总胆固醇3.66毫摩尔/升，低密度脂蛋白胆固醇（LDL-C）1.79毫摩尔/升，甘油三酯0.92毫摩尔/升。

俗话说，病从口入。所以，防病的第一道关口就是管住嘴，少吃含胆固醇高的食品，减少胆固醇进入人体的机会，这一点不可忽视。根据研究，单纯把嘴巴管住就可以降低胆固醇 10%～15%。

2. 寿星的血脂

胆固醇高易患冠心病、脑梗死等心脑血管疾病，减损人们寿命。长寿者血胆固醇水平怎样？是不是较低？

广西巴马地区是世界第五长寿之乡，2005 年 10 月～2007 年 6 月调查世代居住在巴马长寿区的 212 例长寿老人健康状况。血脂是其中一项指标，长寿组（平均年龄 95 岁）总胆固醇 4.98 毫摩尔/升，低密度脂蛋白胆固醇 2.93 毫摩尔/升，高密度脂蛋白胆固醇（HDL-C）1.46 毫摩尔/升，甘油三酯 1.26 毫摩尔/升。普通老人 222 例（对照组，平均年龄 70 岁）作为对照，对照组总胆固醇 4.39 毫摩尔/升，低密度脂蛋白胆固醇 2.97 毫摩尔/升，高密度脂蛋白胆固醇 1.23 毫摩尔/升，甘油三酯 1.13 毫摩尔/升。

巴马长寿老人和对照组老人比较，"坏"胆固醇低密度脂蛋白胆固醇低于普通老人，"好"胆固醇高密度脂蛋白胆固醇高于普通老人。而且，长寿老人体重都偏低。

上海市对 116 名百岁老人长寿因素调查后认为，遗传、饮食、性格、起居、劳动、家庭等是老人长寿的综合因素。40% 长寿老人有长寿家族史，具有长期从事体力劳动，平时低热能、低脂肪和多素菜饮食的生活习惯，90% 老人不吸烟，80% 老人不饮酒。

1996 年，新疆和田地区调查维吾尔族百岁老人 26 例，其中男性 23 例，女性 3 例，年龄 101～128 岁，平均 108 岁。总胆固醇 3.39 毫摩尔/升，高密度脂蛋白胆固醇 1.38 毫摩尔/升；对照组为 65～69 岁的维吾尔族老年 37 人，总胆固醇 3.4 毫摩尔/升，高密度脂蛋白胆固醇 1.26 毫摩尔/升。这 26 名长寿老人也显示出理想的胆固醇水平。

让我们再次回到巴马长寿老人的故事,根据调查发现,巴马长寿老人患心脑血管疾病的比例低,脑卒中发生率为 2.4%,冠心病为 3.3%。进一步分析广西巴马长寿老人心血管危险因素与心脑血管事件发生的关系显示:有心脑血管病的老人低密度脂蛋白胆固醇水平和收缩压明显高于没有心脑血管疾病者,高胆固醇仍然是长寿老人心脑血管事件的重要危险因子,吸烟、高血压和高甘油三酯血症也与心脑血管病密切相关。

家族基因在长寿中作用不小,有人观察提出,百岁老人的同胞兄弟姊妹比一般老人活到 100 岁的人数要多 8～17 倍。而且,长寿老人的子孙携带的血脂基因也往往是好的血脂谱。有人对比分析 7 个维吾尔族长寿家系的 86 名子孙与 9 个维吾尔族非长寿家系的 62 名子孙的血脂谱水平和血脂基因情况,长寿家系子孙不论男女,总胆固醇和低密度脂蛋白水平均低于非长寿家系子孙,长寿子孙男性总胆固醇 4.34 毫摩尔/升,低密度脂蛋白胆固醇 2.49 毫摩尔/升,女性总胆固醇 4.19 毫摩尔/升,低密度脂蛋白胆固醇 2.30 毫摩尔/升;非长寿家系子孙男性总胆固醇 4.60 毫摩尔/升,低密度脂蛋白胆固醇 2.71 毫摩尔/升,女性总胆固醇 4.35 毫摩尔/升,低密度脂蛋白胆固醇 2.41 毫摩尔/升。长寿家系子孙血脂谱综合指标优于非长寿家系子孙。

国外研究也有类似的报道:犹太百岁老人的近亲同胞及其子孙后代中,血液里大的胆固醇颗粒要比普通人的多,这种胆固醇大颗粒有助于健康,小而密的低密度脂蛋白颗粒比大的低密度脂蛋白颗粒更易透过血管壁,沉积于内膜下,诱发动脉粥样硬化斑块的产生。很显然,单从胆固醇的角度考虑,出生前,我们是多么愿意能选择到一对"优秀"的父母啊!

百岁老人的长寿秘诀除了遗传因素之外,良好的生活习惯和行为方式也是重要因素。百岁老人的膳食以低脂肪、低蛋白、低热能、高维生素为共同特点,常吃杂粮和素食,常吃蔬菜、水果或干果,吃动物性食品少。生活规律,长期从事体力劳动,性格开朗,居住环境空气清新。百岁老人的膳食很健康,这对血脂非常有益。

健康长寿的守则

英国营养和长寿学家萨利·比尔在广泛调查了世界上五个最长寿的地区后,经过深入分析,归纳出人类长寿并保持活力的 15 项生活方式原则,即"健康长寿的守则":

(1)吃您身体所需要的食物:低热能、高营养的饮食原则,每天不要摄入多于 2 200 卡的热能(1 克碳水化合物或蛋白质产生 4 卡热能)。

(2)吃多种水果和蔬菜:每天吃 5～10 种不同颜色的水果和蔬菜。

(3)多吃生鲜食物:生鲜食物含有大量有价值的营养素和消化必需的各种酶。

(4)少吃肉,多吃植物蛋白:果仁、豆类、菠菜是植物蛋白的最好来源。

(5)摄入正确种类的脂肪:保证自己所摄入的是必需脂肪酸,不要摄入饱和脂肪酸和氢化脂肪酸。

(6)让你的血管保持年轻:食用大量植物和摄入足够的 B 族维生素和维生素 C,保持低胆固醇和同型半胱氨酸水平。

(7)食用全谷类食品:吃糙米和全麦面粉,不要食用精制碳水化合物,如白米和精白面粉等。

(8)观察排泄的大便:食用富含纤维的食物,确保排便通畅。

(9)学会排毒:采取一些方法(如禁食和出汗)定期排毒,每天喝8杯水。

(10)抗衰老:通过健康膳食、适量运动和放松身心,增强自己的免疫系统。

(11)吃有利于大脑的食物:如果想要保持年轻灵活的头脑,就要经常食用优质鱼或摄入含DHA(二十二碳六烯酸,是一种不饱和脂肪酸)的补充剂。

(12)吃天然有机食品:禁食转基因食品。

(13)营养素补充剂:适当添加如维生素等。

(14)运动是良药:运动、运动、再运动!

(15)不要使自己死于忧虑:采取哈哈大笑、冥想和培养感情等方法,来摆脱面临衰老的紧张感觉。

以上这些守则涉及的不少方面都有利于降低胆固醇水平。

中国百岁老人研究成果

国内学者发表的中国百岁老人研究,探讨了中国长寿聚居区的形成原因。从地区长寿聚集的现象分析长寿的原因,从气候、环境、历史的角度将中国长寿之乡的成因归纳六大因素,即天、地、物、水、生、文。

(1)天,即舒适宜人的气候条件。气温凉爽、空气清新、景色优美等气候条件是长寿区得以形成的第一要素。

(2)地,即特殊的地理环境。地质构造复杂、土壤质量好、森林覆盖面广、绿化程度高等自然地理环境是长寿区得以形成的第二要素。

(3)物,即合理的物质生活条件。不但经济发展快,而且生态环境协调发展、社会保障体系完善和医疗保障优良等物质精神文明是长寿区得以形成的第三要素。

（注：在我国目前的六大长寿之乡中，多数处于经济相对不发达的山区。）

（4）水，即优质的饮水资源。丰富的水源、优良的水质、合格的水质成分和高能态的水分子结构等饮水资源是长寿区得以形成的第四要素。

（5）生，即健康的生活方式。合理的膳食结构、良好的饮食习惯、活跃的体力活动等生活方式是长寿区得以形成的第五要素。

（6）文，即深厚的文化积淀。诚笃的精神信仰、传统的养生知识和淳朴的民风民俗等文化积淀是长寿区得以形成的第六要素。

目前，我国正式命名的"长寿之乡"有南疆、巴马、钟祥、如皋、彭山、都江堰、克拉玛依和辽阳兴隆村（表1）。

表1 中国部分长寿老人聚居区

省市	省辖地
广西	巴马县、凤山县
新疆	和田地区、喀什地区、阿克苏地区、吐鲁番地区、克拉玛依市
四川	彭山县、成都平原长寿区、川西北高原长寿区、乐山市、都江堰市
江苏	南通市、如皋市
辽宁	辽阳县兴隆村
安徽	石台县大山村、六安市华山村、阜南县东岳村
贵州	盘县老厂村、毕节市海马镇店子村

续表

省市	省辖地
山东	长清县张夏镇、莱州市金城镇龙埠村、烟台市高陵镇后沟村
西藏	林周县堆龙德、庆县东嘎镇、喜马拉雅山脚下东孔村
湖北	钟祥县神农架林区塔坪村
上海	黄浦区、静安区、崇明县长兴岛
云南	云龙县金竹林地区
海南	三亚市南山镇、通什县长寿村

3. 沿海居民的血脂

一提到沿海地区，人们都知道是中国的发达地区，居民生活富裕，当地盛产海鲜。不过，不知道有多少人清楚沿海地区也是我国心血管病的高发地区。恐怕长期居住在海边的人也不见得知道这一点。

在这里，我们也晒晒沿海居民的血脂，看看能否晒出个端倪。

山东是经济大省，位于沿海地区，经济发达，居民生活水平较高。2004年山东调查了5个沿海城市（烟台、东营、威海、日照和青岛）5 500名20～80岁居民的血脂情况。平均总胆固醇达到4.97毫摩尔/升，50岁以上人群平均总胆固醇达到边缘性高胆固醇血症标准。总胆固醇和低密度脂蛋白胆固醇升高者分别达到11.6％和13.7％。而中国居民营养与健康状况调查（2002年）揭示，我国18岁及以上居民总胆固醇均值为3.81毫摩尔/升，总胆固醇边缘性升高为3.9％。可见山东沿海地区的胆固醇水平远远高于全国平均水平。

同样,2002 年南方沿海城市海口市居民营养与健康状况调查中,1 158 人平均总胆固醇 4.46 毫摩尔/升,低密度脂蛋白胆固醇 2.65 毫摩尔/升。7.8％的受检者胆固醇升高,低密度脂蛋白胆固醇升高者达到 10％。结果显示,高胆固醇血症患病率也高于全国水平。

您也许会想到,沿海居民的胆固醇水平高是他们生活条件好,海鲜、肉类吃得多造成的。的确如此,青岛居民消费支出和饮食结构调研显示:从1990～2003 年,城市居民家庭人均年消费支出增加5 倍,农民消费支出增长了 3 倍。碳水化合物消费支出从 2000 年的 7.5％减少到 6％,油脂类摄取从2.2％增长到 2.5％,肉禽蛋及水产品从 19.2％增长到 32.6％。居民饮食结构转变为高脂肪、高胆固醇、低碳水化合物的不健康饮食状态。

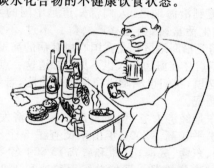

任何一种状态的生命,不管是植物、动物、还是
人类,都应该被祝福,但是,有些生活
行为却不被健康所祝福。

此前的全国性调查发现,青岛居民的胆固醇水平和随之相伴的急性心脏事件的比例都很高。在山东沿海 5 个城市中,青岛居民胆固醇水平最高,无论

城市居民还是农村居民都是这样。可以肯定地说，胆固醇水平升高对心血管病的高发做出了不小的"贡献"。

4. 干部的血脂

广州中山城区 1 026 例健康体检的局级干部，其中男 478 例，女 548 例。男性总胆固醇平均水平分别为 6.24 毫摩尔/升，低密度脂蛋白胆固醇 4.38 毫摩尔/升，女性总胆固醇平均水平 6.44 毫摩尔/升，低密度脂蛋白胆固醇 4.30 毫摩尔/升。胆固醇平均水平较高，远超过一般居民的水平。高胆固醇血症比例，男性为 17.57%，女性 14.78%；低密度脂蛋白胆固醇升高男性达 24.69%，女性为 18.43%。中山城区的干部高胆固醇形势严峻。

内蒙古自治区 54 例省军级干部（年龄 60～78 岁）总胆固醇水平为 5.3 毫摩尔/升，高于 93 例健康体检者（年龄 60～80 岁）4.9 毫摩尔/升。

湛江市部分机关干部及离退休干部 1 968 人健康体验人群（21～80 岁）中，胆固醇升高占 16.7%。进一步生活习惯调查发现喜食高脂饮食的比例很高。

石家庄市市直机关干部共 1 979 例（22～84 岁），平均年龄 42.8 岁，高血脂（包括高胆固醇、高甘油三酯或混合型）852 例，检出率为 43.1%。

5. 工农的血脂

20 世纪 90 年代初，调查 35～59 岁 14 组城乡居民 14 251 人的胆固醇情况。以下是部分人群的调查结果（表 2）。

表2　部分城乡居民血清平均总胆固醇水平

工农人群	男性 TC(mmol/L)	女性 TC(mmol/L)
工人		
广州工人	5.16	5.09
北京工人	4.56	4.86
延安工人	5.04	5.13
农民		
广州农民	4.82	4.57
广西农民	4.89	4.77
北京农民	4.46	4.47
陕西农民	4.36	4.43
山西农民	4.00	4.20
江苏农民	3.88	3.78
浙江渔民	4.16	4.10

　　将总胆固醇≥5.2毫摩尔/升定为高胆固醇血症,则可以看出广州工人高胆固醇比例最高,山西和江苏农民最低。与20世纪80年代初相同人群结果比较(表3),男性和女性多数人群总胆固醇水平呈现上升趋势。

表3　1983～1984年北京和广州35～54岁工农血脂水平

血脂	北京		广州	
	工人	农民	工人	农民
男性:TC(mmol/L)	4.52	4.48	4.64	4.22
女性:TC(mmol/L)	4.80	4.25	4.97	4.07

改革开放后,广州走在全国前列,经济发展很快,人民生活水平得以明显改善。从 20 世纪 80～90 年代胆固醇水平就可以反映出来,前后 10 年时间内,男女平均胆固醇水平分别上升 0.52 毫摩尔/升和 0.87 毫摩尔/升,升高幅度达 10%～20%。

国内学者在 1974 年、1979 年和 1980 年研究首都钢铁公司 18 岁以上(平均年龄 45 岁)的 5 298 名男性冠心病发病及其危险因素,随访 8 年。证实随着总胆固醇水平上升,首钢工人冠心病发病率和死亡率逐渐升高。与总胆固醇<5.2 毫摩尔/升者比较,总胆固醇>5.2 毫摩尔/升的工人冠心病发病率增加 3.2 倍,总胆固醇处于 5.2～6.2 毫摩尔/升者,冠心病发病率增加 1.9 倍。

6. 儿童的血脂

年轻父母不仅要注意自己的胆固醇,更要关注子女的胆固醇。

以往认为,发生在儿童的高脂血症主要是家族性高脂血症,与遗传有关。然而,近 20 年来,随着我国居民生活水平和生活方式的巨大变化,既往多见于中老年人的高脂血症,同样在儿童中的发病率也逐渐增加。

北京市儿童高脂血症的患病率较前明显增高

1987 年对北京市 1 981 名 0～19 岁儿童和青少年的血脂水平进行调查,当时 7～19 岁中小学生总胆固醇增高者 1.3%,甘油三酯增高者 4.2%,未见总胆固醇和甘油三酯同时增高者。2004 年组织大样本流行病学调查,对北京市 7 个城、郊区县的 19 593 名 6～18 岁青少年的血脂紊乱情况进行调查,结果发现北京地区儿童高脂血症总患病率为9.61%。其中总胆固醇增高者占调查者的1.21%,甘油三酯增高者占8.79%,总胆固醇和甘油三酯同时增高者占0.39%;城区儿童高脂血症患病率10.55%;郊区儿童患病率8.62%。总胆固醇增高的比率略有增高,甘油三酯升高增加1倍以上,且出现了总胆固醇和甘油三酯同时增高的儿童。北京城区儿童血脂异常以高甘油三酯和低水平的高密度脂蛋白胆固醇为主。在我国华南地区儿童调查显示,血清胆固醇偏高的比例为5.3%。

令人们担忧的是,作为冠心病、动脉粥样硬化的危险因素——血脂异常,早在2~6岁学龄前健康儿童中已经存在一定比例,应早期进行血脂筛查和饮食干预。

1996年,哈尔滨和大庆两市区1 034例7~20岁健康儿童及青少年平均总胆固醇水平为4.01毫摩尔/升,其中17岁组为4.87毫摩尔/升,升高(>5.18毫摩尔/升)约占11%,并且随年龄增长而增多。低密度脂蛋白胆固醇升高(超过2.13毫摩尔/升)者为8.6%。

2002年,全国第四次营养调查上海地区3岁以上至6岁以下的481名学龄前儿童血脂异常为4.99%,其中男童为5.16%;女童为4.81%。3岁男、女儿童血脂异常分别为11.59%和8.57%,其中低水平的高密度脂蛋白胆固醇发生率最高,分别为7.25%和7.14%;4岁男、女儿童血脂异常分别为2.94%和4.41%;5岁男、女儿童血脂异常分别为1.32%和1.43%。

2004年,深圳特区284名2~6岁学前儿童进行血脂水平测定,总胆固醇4.37毫摩尔/升,低密度脂蛋白胆固醇 2.13 毫摩尔/升,血脂异常总检出率为 14.08%,其中甘油三酯异常者 4 例(1.41%),总胆固醇异常者 32 例(11.27%),低密度脂蛋白胆固醇异常者 9 例(3.17%)。

2006 年,报道广州市区 1 541 例 2~6 岁健康散居儿童中检出血脂异常总发生率为 7.75%,其中总胆固醇异常的检出率为 6.8%,甘油三酯异常的检出率为 10.0%,低密度脂蛋白胆固醇异常的检出率为 7.6%,高密度脂蛋白胆固醇异常的检出率为 4.4%。

儿童血脂异常可持续到成年期,即儿童胆固醇水平偏高,到中年后总胆固醇水平也偏高。儿童高脂血症增加的主要原因与下列因素有关:饮食结构的改变(进食高热能、高脂肪和高胆固醇食物),肥胖、学习压力大和运动不足等。而遗传影响所占的比例在下降。

香港 7 岁儿童血胆固醇水平为 4.59 毫摩尔/升,同种族广东省江门市同龄儿童胆固醇为 4.16 毫摩尔/升,前者明显高于后者,饮食调查发现,香港儿童每日脂肪摄入量(47.6 克)高于江门(34.7 克)30%。单纯性肥胖儿童血脂水平比正常体重儿高 50%以上。

菲律宾、意大利等国的儿童从饮食中摄取的胆固醇较低,饱和脂肪(动物食品)占热能摄入不到 10%,这些国家 8~9 岁男孩总胆固醇水平低于 4.14 毫摩尔/升;而美国、荷兰、芬兰等国家的儿童饱和脂肪摄入量在 13.5%~17.7%,总胆固醇水平高于 4.14 毫摩尔/升。

另外,由于地中海沿岸特有的健康饮食习惯,意大利 7 378 名 13 岁男童总胆固醇平均值为 3.56 毫摩尔/升,女童总胆固醇平均值为 3.74 毫摩尔/升,高脂血症检出率仅 2%。可见良好的饮食习惯对于人群血脂的益处有多大。

儿童高血脂值得关注

动脉粥样硬化性疾病是一个连续发展的过程,像一条河流这么流过来,出口在中老年,但源头在 18 岁以前。儿童血脂紊乱会加速动脉粥样硬化发展,使冠心病的发病年龄明显提前,发病率显著提高。因此,防治儿童的高脂血症就显得势在必行。应加大对健康饮食结构、生活方式的教育力度,改变不合理的膳食结构,减少热能的摄入,尤其是脂肪的摄入量。尽量减少油炸食物、甜食(含糖多的饮料)、脂肪含量高的食物,以及不健康零食的摄入量,增加蔬菜、水果的摄入量,并让孩子每天至少保证有 60 分钟的体育锻炼,从小养成良好的饮食习惯和规律的生活行为,将有利于学龄前儿童的正常发育和健康成长。

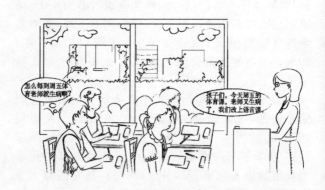

体育课是一项老师和家长最能容忍不得高分的科目。
所以,体育课的老师总被别人弄生病。

同时,值得一提的是,学龄前儿童的生活方式主要受家庭的影响,父母的饮食喜好及行为方式直接影响儿童。因此,家长自己应该主动接受健康教育,养成健康的饮食习惯和良好的生活行为,潜移默化熏陶感染孩子。

7. 知识分子的血脂

知识就是力量,知识分子是推动社会发展与进步的一支重要力量。近年来,频频传出知识分子英年早逝的消息,这个群体的健康状况不容乐观。

1996 年,有人调查中科院 7 个研究所及北京大学共 8 个单位,结果显示,中关村在职知识分子的平均死亡年龄为 53.34 岁,低于北京 1990 年人均期望寿命 73 岁,比 10 年前调查的 58.52 岁还低了 5.18 岁,这令人震惊。2004 年 7 月,"中年高级专业技术人才的健康状况调查"显示:中国科学院(18 个所)和北京大学、清华大学 3 所单位汇总得到的全部死亡知识分子的平均年龄为 70.27 岁,仍低于人群平均寿命。

血脂异常是冠心病的重要危险因素,胆固醇增高必然带来十几年或几十年后人群冠心病发病率和死亡率的增加。一项最近公布的年龄在 35～74 岁的 15 540 人群的调查显示:处于总胆固醇水平边缘升高的占 23.8%,总胆固醇升高为 9.0%。低密度脂蛋白胆固醇处于边缘升高、升高、极高的比例分别为 17%、5.1% 和 2.7%。1984～1999 年,这 15 年是经历社会和经济深刻变革的时期,改革开放带来经济迅速发展,居民生活水平明显提高,北京市民告别凭票供应肉、蛋的历史,同时人群胆固醇水平平均增高近 1.04 毫摩尔/升,同期人群冠心病死亡增加

50％，35～44 岁男性心肌梗死死亡率增加 112％，死亡者主要集中在中青年，77％归因于胆固醇水平增高。

胆固醇升高在全国是普遍性的，知识分子的胆固醇增加比例提升更快。1997～1998 年度，贵州省 464 个单位 5 135 名高级职称人员的体检资料令人震惊，这些高级知识分子大多为中青年，平均年龄为 56.2 岁。居前两位的常见疾病依次为高脂血症和高血压。高脂血症无论在男性、女性及总人群体检疾病中均居首位，男性高脂血症占 24.4％，女性为 23.5％。

2000 年，浙江地区知识分子健康体检共 1 505 人，年龄为 20～84 岁，平均 44.21 岁。高脂血症患病率为 33.49％，其中男性高达 40.42％，女性为 37.06％。

2004 年 7～12 月，对兰州市科研院所及高校 2 550 名高级知识分子调查结果：高级知识分子健康检查的异常检出率 70.2％，其中血脂各项指标异常检出率 45.9％，高血压检出率为 31.0％。血脂、血压、血糖等升高的发生率均随年龄的增长而升高，高脂血症居首位。

知识分子健康状况堪忧。尽管我国人群胆固醇水平总体上仍低于西方发达国家，但有些人群与之接近，显然，知识分子群体就在此列。

三、胆固醇知多少

胆固醇关乎个体健康,关乎群体的素质。人们应像知晓血压一样知道自己的胆固醇水平,像知晓自己的身高、体重一样,知晓自己胆固醇的数值。了解胆固醇,是为了了解自己未来罹患心血管疾病的危险有多少,从而未雨绸缪,防患于未然。

1. 胆固醇来龙去脉

(1)胆固醇从哪里来:一般来说,人体需要的营养物质无非是通过两条途径得来,一是从食物摄取,第二是靠体内自身合成。机体内胆固醇主要从机体内部的合成而来,成年人除脑组织外各种组织都能合成胆固醇,其中肝脏和肠黏膜是合成的主要场所。由肝脏合成体内胆固醇的 70%～80%,小肠合成10%。胆固醇主要从动物性食品,如动物内脏、蛋黄、奶、油及肉类摄取,植物性食品不含胆固醇。

正常人每天从食物中摄入胆固醇 300～500 毫克,机体自身合成(主要是肝脏)1 000 毫克,能够满足人体每天生理活动的需要(1 200～1 500 毫克)。

血胆固醇来源于自身合成和膳食,膳食中影响血胆固醇的因素主要是饱和脂肪酸和胆固醇。影响血胆固醇的因素有遗传、性别、年龄、饮食、体重和体力活动。

(2)胆固醇去往何处:胆固醇主要在肝脏合成,分布到全身,是构成细胞膜的重要成分。它还可以转变为多种具有重要生理作用的物质,如肾上腺皮质激素、性激素。皮肤内胆固醇能被氧化为 7-脱氢胆固醇,后者经紫外线照射转变为维生素 D_3,可以预防婴儿佝偻病。

胆固醇存在于全身各组织中,以大脑及神经组织中含量最丰富,每 100 克组织约含 2 克,约占全身总胆固醇量的 1/4,占脑组织总重量的 2％左右。可见胆固醇在大脑功能中所起的作用。肝、肾及肠等内脏以及皮肤、脂肪组织也含较多的胆固醇,每 100 克组织中含 200～500 毫克。肾上腺、卵巢等组织胆固醇含量可高达 1％～5％,但总量很少。

人体的运动系统中,以骨骼和肌肉(骨骼肌纤维)为主,胆固醇较少。骨质约含 10 毫克,骨骼肌约含 100 毫克。

胆固醇在肝脏氧化生成胆汁酸,随胆汁排出,这是机体排出胆固醇的重要方式。每日排出量大概在 400～500 毫克,约占胆固醇合成量的 40％。肝脏还可以将胆固醇直接排入肠内,或者通过肠黏膜脱落而排入肠腔;胆固醇还可被肠道细菌还原为粪固醇后排出体外。

(3)最合适的胆固醇水平:胆固醇是人体必需的重要营养物质,人体细胞组成和激素合成都离不开它,许多生理功能也离不开它。另一方面,胆固醇升高是冠心病最重要的危险因素,可以说没有胆固醇就没有冠心病。现在大量的研究都支持冠心病患者应降胆固醇,更低更好。那么,人们血液胆固醇水平最合适的数值是多少? 在什么水平,即不会影响人体正常生理功能,又不至于引起动脉粥样硬化?

食草动物不会得动脉粥样硬化。健康野生成年啮齿类动物,如狒狒、夜猴的低密度脂蛋白胆固醇水平接近 1.04～2.07 毫摩尔/升。成年哺乳动物,如马和非洲象等,平均低密度脂蛋白胆固醇超过 2.07

に注意

毫摩尔/升,总胆固醇大于4.14毫摩尔/升。但家养哺乳动物除外。而低密度脂蛋白胆固醇<2.07毫摩尔/升的动物一般不会发生动脉粥样硬化。

仍沿袭传统生活方式狩猎人群(如生活在北极的因纽特人)总胆固醇水平为2.6～3.9毫摩尔/升,健康新生儿低密度脂蛋白胆固醇水平处在0.8～1.8毫摩尔/升之间。实际上对于人类而言,低密度脂蛋白胆固醇在0.6～1.6毫摩尔/升即可满足生理需要。

实验显示,当低密度脂蛋白胆固醇处于1.7毫摩尔/升以下时,动脉粥样硬化不再进展。对于无冠心病的人群而言,当低密度脂蛋白胆固醇水平是1.5毫摩尔/升,预测心血管事件,如心肌梗死、脑卒中和冠心病死亡等发生率为零;对于冠心病患者来说,当低密度脂蛋白胆固醇为0.8毫摩尔/升时,再发心血管事件率为零。所以,若人类胆固醇水平处于1.8毫摩尔/升或1.6毫摩尔/升以下,则极有可能远离动脉粥样硬化。

现代物质文明带来了生活方式的巨大变化。人们原来是以植物性食品为主,后来摄入动物性食品越来越多,促进了人群胆固醇水平升高,推测现代人血浆胆固醇水平远远超过文明前人类。仅北京地区调查显示,从1984～1999年,短短15年居民胆固醇水平增加了1.04毫摩尔/升。人类几十万年进化所沉淀的基因不能被迅速文明变化所修整和适应,机体不能发展出相应快速反应机制,胆固醇不能及时清除,导致它在血管内膜上沉积,启动动脉粥样硬化过程并加速进展。

(4)血脂有男女之别:在不同年龄阶段,男女两性血脂水平存在差别。有人认为,女性绝经前不容易患冠心病,绝经后冠心病发病与男性相当,血脂因素是一个重要原因。

青春期,女性血脂谱比男性好,表现为"好胆固醇"——高密度脂蛋白胆固醇高于男性,而且其水平随年龄而缓慢上升,直至 60～70 岁,以后略有下降。女性群体终生高密度脂蛋白胆固醇水平都高于男性。绝经后,女性低密度脂蛋白胆固醇水平升高,轻微高于男性。绝经期女性呈现更多小而密的低密度脂蛋白颗粒,这是"坏胆固醇"。

男性 20～64 岁,血清总胆固醇和低密度脂蛋白胆固醇呈上升趋势,此后开始下降。高密度脂蛋白胆固醇保持恒定,以后稍见增高。

青春期后,男女两性甘油三酯浓度逐渐增高,女性增加幅度较慢。中年时,男性甘油三酯浓度减少,但妇女继续升高。

妊娠期血脂也有变化。怀孕期间,甘油三酯浓度逐渐升高,到妊娠末期,可增加 2～3 倍,产后恢复到妊娠前水平。妊娠头 3 个月,低密度脂蛋白胆固醇水平保持相对稳定,以后逐渐增加,分娩后 6～12 周回落。

2. 胆固醇检测

(1)哪些人应该查血脂:现在,一般企事业单位每年都组织体检,只要愿意参加,每个人都有机会查血脂。去医院心内科或其他内科就诊时,医生也常常建议查血脂。对于更广大人群,怎么办,每个人都需要查血脂吗? 13 亿中国人每个人都查血脂是了不得的,也是不必要的。每项检查都有目的,也都有适用人群。

先看看国外的情况,最权威和著名的美国胆固醇教育计划(NCEP)专家组提出,所有 20 岁以上成年男性应每 5 年测定一次胆固醇。不过美国医师学会仅推荐对中年男性进行血脂筛查。

我国专家结合中国实际情况,在 2007 年发表了《中国成人血脂异常防治指南》(以下简称《指南》),在谈到血脂异常的检出时是这样说的:为了及时发现和检出血脂异常,建议 20 岁以上的成年人至少每 5 年测量一次空腹血脂,包括总胆固醇、低密度脂蛋白胆固醇、高密度脂蛋白胆固醇和甘油三酯测定。对于缺血性心血管疾病及其高危人群,则应每 3～6 个月测定 1 次血脂。对于因缺血性心血管疾病住院治疗的患者应在入院时或 24 小时内检测血脂。

《指南》强调指出,下列人群应作为重点血脂检查对象:①有冠心病、脑血管病或周围动脉粥样硬化者。②有高血压、糖尿病、肥胖或吸烟者。③有冠心病或动脉粥样硬化病家族史者,尤其是直系亲属中有早发冠心病或其他动脉粥样硬化性疾病者。④有皮肤黄色瘤者。⑤有家族性高脂血症者。

建议 40 岁以上男性和绝经后女性每年均应考虑检查血脂。

另外,对于儿童血脂检测也有要求。美国国家胆固醇教育计划成人治疗专家组(NCEP)不推荐儿童常规检测血脂,除非存在家族性高脂血症或早发冠状动脉疾病家族史。

大家可以对照一下自己,看是否符合条件,如果还不能确定,那就要求助于医生了。

(2)化验血脂前注意些什么:如果自己确实需要查血脂,下一步是不是直接去医院?不少人有这样的印象,抽血检查往往要早晨空腹去,查血脂也是这样?还是让我们先来看一个病例。

张先生随单位去体检,化验血脂高。他带着化验单去找医生,大夫看了结果,问他检查前几天饮食怎么样,张先生说那几天应酬比较多,每天中午和晚上都陪客人吃饭,酒肉少不了,化验前一天晚上吃饭到 11 点钟。医生告诉他,按平常饮食半月后再复查一次。半个月后张先生再次来医院复查,血脂恢复正常,张先生高兴啦,才知道饮食影响血脂。

血脂的测定也有不少学问,需要注意以下几点:

1)空腹 12 小时以上。因为进食后,尤其是进食脂肪性食物后,血液中脂蛋白脂酶(LPL)还未来得及对脂类彻底水解,血液中可出现乳糜微粒(CM),甘油三酯含量也显著增高(餐后 2 小时最高)。除此外,其他脂质和脂蛋白成分也有变化,一直到 12 小时以后才慢慢地恢复到原来空腹的基础水平。因此,这虽然是体内的一种正常的生理现象,但餐后查血脂会产生假性的血脂增高现象。

进食碳水化合物如米饭、馒头、糕点等,也可引起脂质和脂蛋白含量的变化,但变化的程度不像脂肪那么明显。

因此,常规要求在采血前一天晚 8 点钟开始禁食(包括零食),可少量饮水。于次日早上 8～10 点采取静脉血,次日早仅可少量饮水,也就是应空腹12～14 小时后,晨间取血。

2)取血前应有 2 周时间保持平时的饮食习惯,以避免改变饮食对血脂的影响。取血前日禁食高脂餐,不饮酒,不做剧烈运动。近 3 个月无急性病、外伤、手术等意外情况:急性冠状动脉事件(急性心肌梗死)发生后,应在 24 小时内抽血检查,才能代表事件发生前的基线水平。

3)取血前最好停止应用影响血脂的药物(如血

脂调节药、避孕药、某些降血压药、激素等)2～4周，否则应记录用药情况。如果在服用降脂药物治疗的过程中检验药物的效果，则不需要停药。

4)除卧床患者外，一律以坐位休息5分钟后取血。

5)止血带使用不超过1分钟，静脉穿刺成功后即松开止血带，让血液缓缓吸入针管。

6)至少须有两次化验结果证实血脂异常，诊断方可确立，两次检查间隔时间不宜超过3周。

如上所述，血脂测定受许多因素的影响，来自受检者、取血者操作、试剂或测试方法等都可对结果造成一定干扰，如不加以注意，测定结果难以反映真实情况，影响结果的判定和治疗评价。为保障血脂测定的准确性，在血脂检查过程中，无论接受检测对象还是取血，护士都应进行必要的准备工作。像张先生那样胡吃海喝，会误导诊断和治疗的。

(3)应该查哪些血脂指标：目前，血脂检查项目不少，如总胆固醇、低密度脂蛋白胆固醇、甘油三酯、高密度脂蛋白胆固醇、极低密度脂蛋白、脂蛋白(a)、载脂蛋白AI、载脂蛋白B等琳琅满目，这些都有必要查吗？

现在，应用于临床上有意义的指标是4项：包括总胆固醇、低密度脂蛋白胆固醇、高密度脂蛋白胆固醇和甘油三酯。这些指标对于临床治疗有指导意义。无论国际指南还是我国血脂异常防治建议，都推荐这4项指标为血脂检查的基本指标。

其他的几项指标处于探索、研究阶段，其临床意义、合适范围或干预目标还有待于进一步明确，是科研指标，目前还不能作为临床治疗之用。

(4)教您怎样看化验单：拿到自己的血脂化验

单,往往不理解上面内容的意思,需要找医生帮助看看胆固醇高不高。这里简单介绍一下化验单含义,帮您大致了解一下是怎么回事。

一般血脂化验单上,常以英文符号代替具体脂蛋白,该符号是相应脂蛋白的英文缩写。但有时缺乏中英文对照,这往往给您带来理解上的困难。常见血脂指标有以下几个:TC,总胆固醇;LDL-C,低密度脂蛋白胆固醇;TG,甘油三酯;HDL-C,高密度脂蛋白胆固醇;VLDL-C,极低密度脂蛋白胆固醇;apoAI,载脂蛋白 AI;apoB,载脂蛋白 B;LP(a),脂蛋白 a。

1)总胆固醇是指血液中各种脂蛋白所含胆固醇的总和,包含低密度脂蛋白胆固醇、极低密度脂蛋白胆固醇和高密度脂蛋白胆固醇的胆固醇含量。总胆固醇升高发生冠心病危险性增加。它常用作动脉粥样硬化预防、发病估计、治疗观察等的参考指标。

下列疾病可伴有总胆固醇升高:各种高脂蛋白血症、梗阻性黄疸、肾病综合征、甲状腺功能低下、慢性肾衰竭、糖尿病等。妊娠末期 3 个月时,也可明显升高,产后恢复原有水平。此外,血液浓缩也使总胆固醇升高。

总胆固醇降低:可见于各种脂蛋白缺陷状态、肝硬化、恶性肿瘤、营养不良、巨细胞性贫血等。女性月经期也可降低。

2)低密度脂蛋白胆固醇占总胆固醇的绝大部分,它代表血液中低密度脂蛋白的含量。美国国家胆固醇教育计划成人治疗专家组(NCEP)第三次报告提出,降低低密度脂蛋白胆固醇是冠心病降脂治疗的首要目标。影响低密度脂蛋白胆固醇水平的因素较多,如高脂、高热能饮食、缺乏运动和精神紧张等。

以下疾病可引起高脂血症:家族性高胆固醇血症、家族性 apoB 缺陷症、混合性高脂血症、糖尿病、甲状腺功能低下、肾病综合征、梗阻性黄疸、慢性肾衰竭、库欣综合征、妊娠、多发性肌瘤、某些药物的使用等。

低密度脂蛋白胆固醇降低:可见于家族性无 β 或低 β-脂蛋白血症、营养不良、甲状腺功能亢进、消化吸收不良、肝硬化、慢性消耗性疾病、恶性肿瘤、载脂蛋白 B 合成减少等。

3)甘油三酯是血浆中各种脂蛋白所含甘油三酯的总和。它与冠心病关系不如胆固醇密切,但近年来研究显示,高甘油三酯也是冠心病的独立危险因子。

甘油三酯升高可见于下列疾病:家族性高甘油三酯血症、家族性混合性高脂血症、冠心病、动脉粥样硬化、糖尿病、肾病综合征、甲状腺功能减退、胆管梗阻、糖原累积症、妊娠、口服避孕药、酗酒、急性胰腺炎[甘油三酯>1 000 毫克/分升(11.3 毫摩尔/升)]。临床中血清甘油三酯升高多见于代谢综合征。

甘油三酯降低:可见于慢性阻塞性肺疾患、脑梗死、甲状腺功能亢进、甲状旁腺功能亢进、营养不良、吸收不良综合征等。还可见于过度饥饿、运动等。

4)高密度脂蛋白胆固醇代表血液中高密度脂蛋白的多少,高密度脂蛋白具有抗动脉粥样硬化作用,是"好"胆固醇。人群临床流行病学调查发现高密度脂蛋白胆固醇越低的人群中,冠心病发病率越高。低水平的高密度脂蛋白胆固醇血症是冠心病的主要危险因素之一。

高密度脂蛋白胆固醇＜1.04 毫摩尔/升,定义为低水平的高密度脂蛋白胆固醇血症,当高密度脂蛋白胆固醇＞1.55 毫摩尔/升时是保护性因素。当高密度脂蛋白胆固醇＞2.6 毫摩尔/升时,称之为高水平的高密度脂蛋白胆固醇血症,也属于病理状态。

低水平的高密度脂蛋白胆固醇血症:常见于冠心病、急性感染、糖尿病、慢性肾衰竭、肾病综合征等。

高水平的高密度脂蛋白胆固醇血症的病因有:运动失调、饮酒过量、慢性中毒性疾病、长时间需氧代谢、原发性胆汁性肝硬化、某些治疗用药、胆固醇酯转运蛋白(CETP)缺损、肝酯酶(HL)活性降低或其他不明原因。其中胆固醇酯转运蛋白缺损、肝酯酶活性降低是引起高水平的高密度脂蛋白胆固醇血症的主要原因。

3. 胆固醇与相关性疾病

(1)胆固醇与冠心病:"坏"胆固醇,即低密度脂蛋白胆固醇在高血压、糖尿病、吸烟等其他危险因素的共同促发下,就会沉积在动脉壁上形成动脉粥样硬化斑块,引发心肌梗死、心绞痛。

大家是否会觉得斑块只是中老年人的专利? 其实这是完全错误的概念。大家知道冠心病是起病在18 岁以前,致残和致死在中年。它是一个连续发展的过程,像一条河流这么流过来的。出口在中老年,但源头在 18 岁以前。我想举两个例子,一个是1953 年朝鲜战争期间,当时阵亡的美国士兵,由于他们的生活方式跟中国完全不一样,他们吃肉、罐头、鸡蛋和面包。尸体解剖发现,美国阵亡士兵中

（平均年龄22.1岁），77%有动脉粥样硬化斑块的早期痕迹，40%的士兵出现了冠状动脉的管腔狭窄。到1999～2000年美国又做了220个车祸意外死亡者的研究，他们生前也同样没有冠心病。美国人有个规矩，死前一些人会留下书面遗嘱，有些人有意愿，一旦出现脑死亡就自愿捐献脏器。这220人就是捐献心脏的自愿者。人们觉得都是年轻的心脏，没病的心脏，充满活力的心脏，但在心脏移植成功之后进行检查，让大家震惊。<20岁的车祸死亡人每5个有一个有动脉粥样硬化斑块，≥50岁的每5个有4个有动脉粥样硬化斑块，只有一个人的动脉是正常的。这说明什么？心脏疾病的发展是终生性的。而且，每个人都易感，每个人都无法避免。

那为什么这些人有斑块但没有心脏病的症状？斑块的沉积是一个相对缓慢的过程，通常需要花几年、十几年甚至几十年的时间才会导致心脏病发作。这种现象就好像发生河泥淤积的河道，当淤积的河泥越来越多，慢慢沉积到一定时候时，才会堵塞河道使水流明显减少乃至干涸。对于血流而言也是这样。只有血管管腔被斑块堵塞所致的狭窄达到或超过70%时，才会使供应心脏的血流明显减少，引发胸部疼痛（医学上称为心绞痛）。这种"大"斑块内核中的胆固醇不多，外面包裹着厚厚的纤维帽，所以性质非常稳定。就像小馅厚皮的饺子，在沸水中煮的时间很长但也不容易破。在"大"斑块导致血管管腔狭窄之前，我们的身体会激活代偿机制，未发生病变的血管迂回包抄，伸展过来供血，医学上称为侧支循环。"大"斑块的沉积要花好几年的时间，人体有充足的时间形成侧支循环，以保证心脏的血液供应。所以，这种斑块的沉积很少导致心肌梗死或猝死。

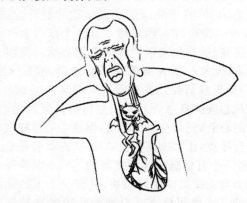

**在高血压、糖尿病、吸烟等危险因素的诱发下,"坏"
胆固醇就会"潜伏"在动脉壁上形成动脉粥样
硬化斑块,引发心肌梗死、心绞痛**

那什么情况导致心肌梗死或猝死呢?事实证明,程度较轻的、动脉血管阻塞程度小于50%的斑块却经常导致心肌梗死或猝死。这种斑块因为体积不够大,所以患者平时多不会感到胸部疼痛的症状。但这种"小"斑块就像定时炸弹。内部含有大量胆固醇,外面覆盖一层薄薄的纤维帽,很像大馅薄皮的饺子。一旦工作紧张、熬夜,为提精神大量吸烟或血压增高、心率加快时,这种斑块就会突然破裂。人体为了"修复"这种破裂,就会动员促使血液凝固的血小板附着、凝集在斑块破裂处,迅速形成血栓,堵塞了血管(很像我们皮肤被刮破时,流出的大量血液聚集在伤口周围,并形成血凝块一样)。当动脉血管在极短时间内被堵塞时,人体没有时间形成侧支循环。这种情况下,破裂处下游的血流急剧减少,心肌不能得到足够的氧气供给。这时心肌细胞开始死亡,患者会感到胸部剧烈疼痛或是肩臂部疼痛,并放射到脖子和下颌处。简单地说,就是死亡环节已经开始启动。

这种斑块多发生在35～50岁的大量吸烟并有肥胖的男性身上,常常毫无先兆,突然发病,致残、致死。像许多英年早逝的病例多是这种大馅薄皮形态的斑块引起。

当然,无论是引起心绞痛的"大"斑块还是引起心肌梗死或猝死的"小"斑块,其罪魁祸首都是胆固醇,也就是说,没有胆固醇升高就没有冠心病。

(2)胆固醇与糖尿病:糖尿病与高脂血症在人体糖代谢与脂肪代谢之间存在密切联系,临床研究发现,约40%的糖尿病患者可继发引起高脂血症。一般情况下,胰岛素依赖型糖尿病(1型糖尿病)患者,最常表现为甘油三酯的代谢紊乱,血清乳糜微粒(CM)和极低密度脂蛋白(VLDL)的水平升高,这是由于胰岛素缺乏造成脂蛋白脂酶活力较低,而脂肪内激素敏感性脂酶活力偏高,脂肪动员增多,合成减少所致。病情越严重,高脂血症越明显。严重胰岛素缺乏,尤其是伴酮症酸中毒患者,血清乳糜微粒和极低密度脂蛋白两种脂蛋白均显著增高,表现为 I 型或 V 型高脂蛋白血症。不伴酮症的轻型患者,血中可无乳糜微粒,极低密度脂蛋白正常或仅轻度增高(为 IV 型高脂蛋白血症)。这种代谢异常,经胰岛素治疗后可见好转。胰岛素依赖型糖尿病患者易出现脂蛋白(a)升高。

非胰岛素依赖型糖尿病(2型糖尿病)发生脂蛋白代谢异常者更为多见,本型患者最常合并肥胖,常伴胰岛素抵抗,游离脂肪酸产生增加,循环游离脂肪酸浓度升高,刺激甘油三酯的合成,常与低水平的高密度脂蛋白胆固醇血症同时发生,引起脂质代谢异常。2型糖尿病患者往往无明显症状,常与肥胖症、高脂血症和冠心病并存。2型糖尿病血脂异常特点是致动脉粥样硬化血脂谱,即高甘油三酯血症、小而密的低密度脂蛋白胆固醇增加和高密度脂蛋白胆固醇降低。低密度脂蛋白胆固醇也可升高,但糖尿病患者低密度脂蛋白更易发生糖基化而改变结构。另外,糖尿病病人的低密度脂蛋白氧化修饰也增加,致使动脉粥样硬化作用增强。

心血管并发症是糖尿病患者主要死亡原因。降糖治疗仅可减少微血管并发症,而降胆固醇治疗却能显著降低大血管并发症,诸如心肌梗死、脑卒中。

我国糖尿病的患病率正逐年增加,糖尿病患者合并血脂代谢异常会显著增加糖尿病心脑血管并发症的患病率和死亡率,是糖尿病心血管并发症死亡的重要危险因素。对糖尿病患者合并高脂血症者,在控制血糖、血压、体重、戒烟的同时应加强调脂治疗才能降低动脉粥样硬化的进程。

(3)胆固醇与脂肪肝:人们对脂肪肝并不陌生,随着生活方式的改变和超声波检查的普及,脂肪肝的发病率和检出率越来越高。而高脂血症与脂肪肝的关系也日益受到人们广泛关注。

脂肪肝指中性脂肪在肝内过多蓄积,超过肝重的5%或组织学上50%以上的肝实质脂肪化。其发生源于肝脏细胞合成脂肪增加,而氧化减少。多见于中老年人。脂肪肝患者血脂异常主要表现为游离脂肪酸和甘油三酯增高。目前,临床上多通过B型超声诊断脂肪肝,确诊需要行肝脏组织穿刺活检。临床表明,不论何种原因引起的脂肪肝,均引起甘油三酯和极低密度脂蛋白含量增高,表现为Ⅳ型高脂蛋白血症。但在肝硬化的后期,肝细胞损害进一步发展,甘油三酯和极低密度脂蛋白含量反可降低,甚至出现低脂蛋白血症。

脂肪肝可由不同病因引起,但其病理改变的本质是脂肪酸在细胞的胞浆中沉积。

高脂血症、单纯性肥胖和酒精中毒等可引起脂肪肝。此外,内分泌障碍、接触化学毒物、激素、妊娠、长期胃肠外营养也可引起脂肪肝。而有一定的工作节奏和劳动强度,经常参加体力劳动或体育锻炼则为脂肪肝的保护因素。游离脂肪酸(FFA)含量增多及其所引起的一系列连锁反应可导致肥胖、高脂血症、脂肪性肝炎,以及肝细胞坏死。

高脂血症与脂肪肝发生有关。动物实验中,通过持续 12 周的高脂饮食(在普通饲料基础上加10%的猪油、2%胆固醇),即可复制出雄性大鼠的脂肪性肝炎模型。临床研究显示,体重指数增加(特别是反映内脏脂肪肥胖的腹围/臀围比值数)、高脂血症、高血糖、高血压及年龄等指标与脂肪肝密切相关;进一步的病例对照研究显示,嗜酒、高脂高蛋白饮食、临睡前加餐,以及有肥胖症和(或)糖尿病、脂肪肝家族史等,都为脂肪肝的危险因素。

肝脏是脂质代谢的主要场所。一旦肝脏有病,则将影响脂质和脂蛋白代谢,引起血脂代谢紊乱。不少肝脏疾病都可引起脂代谢异常即高脂血症。慢性活动性肝炎、肝硬化等引起的肝实质细胞损害性疾病通常可导致血脂水平的降低,尤其是胆固醇降低。而阻塞性黄疸等胆汁淤积症时,胆固醇降解为胆汁酸排出减慢,血清胆固醇和磷脂都升高,而甘油三酯无明显变化。

近年来,随着我国肥胖、糖尿病和高脂血症的增加,脂肪肝发病率也在增加。由于高甘油三酯血症是其常见原因,因此脂肪肝应用他汀类药物治疗无效。如果脂肪肝合并高甘油三酯血症,治疗方案是控制饮食、服用小剂量贝特类或烟酸类药物,并注意监测肝功能。

(4)胆固醇与胆结石:胆结石很常见,有人认为,多摄入胆固醇食物容易得胆结石。给一些土拨鼠(北美)、小鼠喂含胆固醇高的食物,可以诱发出胆结石。但是,拿鸡、兔子和家鼠做同样实验 1 个月,没有看到胆结石。

人多吃含胆固醇多的食品真能引起胆结石吗?10 个血脂正常健康男性自愿者,每天吃蛋黄(含胆固醇 750 毫克/天),3 个星期后,发现胆汁中胆固醇含量增加,其中 4 个人有结石性胆酸,3 个有胆固醇结晶。两个胖人分别吃不含胆固醇或高胆固醇(3克/天)食品,看到高胆固醇饮食者胆汁胆固醇增加。胆汁胆固醇含量增加是胆固醇结石形成的前提条件。

但是,也有不同的情况。给 9 个健康女大学生饮食中添加蛋黄(胆固醇 1~2 克/天)3~6 周,其他习惯保持不变,并没有看到胆汁中胆固醇增加,相反,一些个体胆汁胆固醇减少。另外,在 6 个血脂正常个体和 6 个高脂血症患者中,饮食胆固醇从每天 300 毫克增加到 1.5 克,也没有见到胆汁胆固醇变化。

这种差别是个体间肠道吸收胆固醇的能力有所不同造成的。有的人虽然吃高胆固醇食物,但肠道吸收胆固醇少,血液中的胆固醇仍可以不高。就是说大部分胆汁中的胆固醇来源于肝细胞的生物合成,而不是饮食中胆固醇的分泌。

四、胆固醇干预

降低胆固醇,防治冠心病。到现在为止,只有降低胆固醇的措施显示了终止和逆转动脉粥样硬化的效果,给人们带来征服动脉粥样硬化的希望。生活方式改善是降脂治疗的最基本方式,以他汀为代表的降胆固醇药物则是目前血脂药物干预的最大进展。

1. 降低胆固醇

(1)降脂治疗的对象:20多年来,人们生活逐渐富裕起来,吃得好、走路少、血脂高的人越来越多。我国人口基数大,根据调查,估测全国血脂异常者达1.6亿。血脂升高尤其是血液中的胆固醇浓度升高,会引起冠心病、脑梗死等严重疾病。近年来,高血脂逐渐受到医生和人们的关注。医生和健康教育专家鼓励人们少吃含胆固醇和脂肪高的食物,如蛋黄、动物内脏等,增加活动量。有些还需要服用降脂药物达到降低血脂的目的。哪些人需要使用药物降脂?

1)严重的高脂血症:例如,血液内总胆固醇超过6.99毫摩尔/升(270毫克/分升)或甘油三酯浓度超过5.6毫摩尔/升(500毫克/分升),这类患者以后发生急性心肌梗死、脑卒中或急性胰腺炎的可能性较大,需要及早使用降脂药物。有一种医学上叫做家族性纯合子高胆固醇血症的患者,这类患者由于机体不能把胆固醇排泄出去,出生后血清总胆固醇水平很快升高,达到正常人的4~6倍。皮肤、腕、手、膝、踝部可见黄色瘤,大多数患者在40岁以前就有严重、广泛的动脉粥样硬化,甚至在3岁时就可发生心肌梗死。另一种叫做杂合子型家族性高胆固醇血症,临床上也不少见。这类患者排泄胆固醇能力也降低,血液内的总胆固醇水平达到正常人的 2～3倍。皮肤等处也会出现黄色瘤。患者罹患冠心病的比率明显升高,男性患者往往在 30～40 岁出现冠心病症状,女性患者发病年龄比男性晚 10 年。这也说明血液内胆固醇升高确实可以导致冠心病,对于严重血脂升高的患者应该坚持降脂治疗。

2)心脑血管病:如诊断明确的冠心病、脑梗死。根据专家的调查,如果不给予治疗,得心肌梗死后的 1 年内和 6 年内复发率和死亡率都很高。如果给心肌梗死后的患者服用他汀类药物,使血液中总胆固醇降低 30%,治疗 2 年后,心脏病死亡率减少 60%,脑梗死的死亡率降低 25%。患了脑卒中,如果不注意治疗,3～5 年内,每 3～4 人中有 1 人会再次脑卒中发作。

3)糖尿病、外周动脉病或有高血压、吸烟、肥胖等多种危险因素情况:不少糖尿病患者对降低血糖很上心,服用降糖药物很规律,不知道糖尿病还需要降脂治疗。当医生给糖尿病患者开降脂药物时,往往不理解,糖尿病为什么需要吃降脂药物? 实际上,糖尿病患者常常伴有血脂代谢紊乱,并且糖尿病常引起冠心病,绝大多数患者死于心脏病。医学研究显示,减少糖尿病患者死亡主要靠降低胆固醇(使用他汀类药物),而并不是依靠降低血糖。下肢动脉粥样硬化性疾病的病灶虽然在腿上,但危险性主要在心脏,降脂治疗非常有益处。对于存在高血压、肥胖、吸烟等因素的高脂血症患者,同样需要服用降脂药物。

4)放过冠脉支架或做了外科冠脉搭桥手术:现

在医疗技术发展普及很快,接受冠脉支架术或冠脉搭桥术的患者越来越多。很多做过手术的患者因为手术后没有犯心绞痛,以为心脏病治愈了,从此一劳永逸,高枕无忧,也不必再吃药。这种想法和做法是不对的,到现在为止,冠心病还不能根治,支架只是把狭窄的血管扩张开,搭桥手术也就是绕过堵塞的动脉,另外又建了几条血管通路,使血液通过新建的"道路"流过。不过冠心病依然存在,病变仍可以继续进展,支架内还可以再次狭窄,搭桥的血管也可以再堵塞。服用降脂药物能够减少支架内长斑块的机会,减少搭桥的血管堵塞,减少患者第二次接受冠脉介入术的风险。同时阻止其他有粥样硬化的血管病变发展。

对于血脂轻度升高的人群,如果没有心脑血管疾病,又没有高血压、糖尿病、吸烟等危险因素,是否也需要药物降脂治疗?回答是不需要。因为这些患者得心血管病的危险性小,治疗的效果不大,并且花费大,不必要或不值得使用药物降脂。这类患者可以注意饮食清淡,减少饭量,不吸烟,少饮酒,适当活动,也能够达到轻度降脂的目的。

对于那些有活动性肝炎、黄疸、肝硬化、怀孕或哺乳期妇女不宜采用降脂治疗。因为降脂药物大多在肝脏代谢,如果肝脏功能有问题,这类药物可加重肝脏的损害。降脂药物对胎儿或婴幼儿有可能造成不良影响,所以不能用于孕妇或哺乳期妇女。

(2)胆固醇该降到多少:在医院的化验单上,血脂化验栏目后附有正常参考值,许多患者拿自己的化验结果比对正常参考值,觉得自己的血胆固醇不高就如释重负,觉得高血脂肯定与自己无关,事实上这种想法并不正确。

化验单上所提供的所谓"正常值"(参考值范围)只适用于健康人群或未来 10 年发生冠心病、心肌梗死危险不大的人群,准确地说是健康和低危人群的参照值,对已患有冠心病或糖尿病的患者是不适用的。这就好像把姚明球衣的尺寸给所有球员穿,这明显不合适。对不同危险的人群就要采用不同的目标标准,对已患有冠心病或糖尿病的人群,胆固醇水平更应降得更低。所以,目前我国医院化验单上把总胆固醇的正常值定在 6.21 毫摩尔/升(mmol/L),医疗机构也有用毫克/分升 (mg/dl) 的单位,两者的换算关系为 $1mmol/L \approx 38.61mg/dl$,这种标准极不利于心血管疾病的预防和治疗。我们更不能根据这个"正常值"判定自己的血脂正常与否。

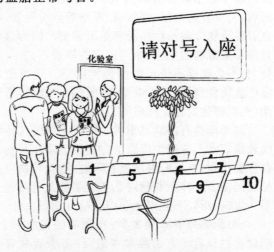

请记住,血脂化验单上标注的正常值并不是
标准答案,你一定要结合自身的健康
状况综合评定血脂正常与否。

事实上,早在 1997 年中华医学会心血管病分会就制定了血脂异常诊断标准,2007 年对这一标准进行了更明确的定位。有高血压和没有高血压的人群、有冠心病没有糖尿病的人群和有冠心病又有糖尿病的人群血脂异常标准是不一样的,你看你属于下列哪一个:

1)没有高血压且危险因素小于 3 个,总胆固醇不高于 6.2 毫摩尔/升就可以[注明:高血压、高胆固醇血症之外的危险因素包括:男性 45 岁以上,女性 55 岁以上,早发冠心病家族史(直系亲属早发冠心病,即患病年龄男 55 岁以下,女 65 岁以下),吸烟,肥胖]。

2)有高血压或者危险因素大于 3 个,总胆固醇需不高于 5.1 毫摩尔/升。

3)有冠心病或者糖尿病之一者,总胆固醇不要高于 4.1 毫摩尔/升。

4)有冠心病如同时合并糖尿病发生过心肌梗死,总胆固醇要小于 3.1 毫摩尔/升。

为便于记忆,总胆固醇的目标值可以粗略概括为"5、4、3"。

(3)降脂的益处:不少人认为降脂药物不像降压药物那样,降压药能在短时间内将血压降下来,头痛等症状也很快会缓解,收到立竿见影的效果。其作用看得见,摸得着。服用降脂药物感觉不到什么效果,不痛不痒,不轻不重,甚至看到说明书上不良反应特别多,很可怕。因此,这给不少患者有种印象:降脂药物没有多少作用,可吃可不吃。

实际情况怎么样呢,降脂药物真的可有可无吗?虽然降脂药物的效果肉眼看不见、双手摸不着,但是医生和科学家借助化验、超声、显微镜等技术手段确能看到真真实实的效果。一般服用降脂药物 4～8 周,尽管本人没有什么特别感觉,不过取血检查血脂如胆固醇或甘油三酯已经明显降低。如果再经过 1～2 年,与不用药者比较,通过颈动脉超声或心脏导管用血管内超声检查,可以直接看到动脉粥样硬化斑块"生长"缓慢,或者没有再"长",甚至有些变小、消退的迹象。

科研人员还做了人群试验,一部分患者服降脂药,一部分不服降脂药物,其他情况和条件相同,2～5 年甚至更长时间后,惊奇地发现,服药的患者中心血管死亡、冠心病死亡、致死性心肌梗死和总死亡率都明显减少。

降脂治疗的好处是经过大量的研究证实了的,是非常明确的。不过,需要长期坚持治疗才能达到长期获益。高脂血症往往没有什么不适症状,经过十几年或者几十年会引起冠心病(急性心肌梗死)、脑卒中等严重后果,服用降脂药物的患者主观上不会在身体上有什么特别的感觉,但降脂治疗的目的不是在于改善自觉症状,而是预防和治疗冠心病,以及其他动脉粥样硬化性疾病(包括脑血管病、肾脏缺血、下肢动脉病等),使患者活得更长、活得更好。

现在,医生在治疗冠心病时常规给予降脂药物,降脂治疗不可缺少。到目前为止,人们还没有找到根治冠心病的办法,与其他药物相比,降脂治疗有希望成为阻止动脉粥样硬化的有效方法。那种轻视降脂治疗的思想是要不得的,不然最后等到心肌梗死、脑梗死等严重并发症时,就很遗憾了。

(4)降脂治疗需要长期服药:门诊经常遇到患者问降脂药物需服多长时间、什么时候可以停药?

也有很多高脂血症患者在血脂降到合适水平后，就自动停药。原因是多方面的：有些患者认为血脂异常危险性不如高血压，并不需要长期治疗；有些人认为降脂药物的不良反应大，造成不敢服药或停药现象；有些患者相信广告，服用保健品的信念比服降脂药物强烈；降脂药物价格较高，也限制其应用等。

毋庸赘言，高脂血症是无声杀手，是急性心肌梗死、脑卒中的主要危险因素，尽管降脂治疗不能带来立竿见影的效果，但是许多研究一再证实，降脂治疗可减少心血管病的发病率、死亡率及致残率，是冠心病预防的重要一环。

大家知道，许多慢性疾病如高血压、糖尿病等需要长期用药，才能控制疾病的发展。实际上，高脂血症与高血压、糖尿病一样，是不能治愈的。降脂治疗与降压治疗一样，都不是一劳永逸的，停止用药后，血脂往往再次升高，不能根治，需要坚持服药。降脂治疗是目前惟一有证据显示具有终止或逆转动脉粥样硬化进展的治疗措施，是"治本"措施，对于冠心病治疗不可或缺。对于降脂治疗，尤其是他汀类降脂药物来说，早期用药，早期获益，长期用药，长期获益。

2. 他汀的故事

(1)他汀类药物的诞生：最近 20 年，心血管治疗的药物发展很快，其中降血脂药物中的他汀类药更是风靡世界。现在降低胆固醇离不开他汀，防治冠心病也离不开他汀。从而使传统的降脂药物相形见绌。他汀类药物的发现给降脂治疗带来了一场革命。

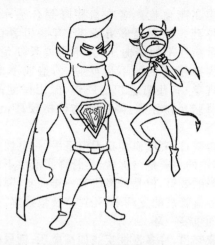

他汀类药物是目前当之无愧的降脂药物中的"冠军"。

他汀类药物发现之前,临床上应用的降低胆固醇药物有烟酸、消胆胺等,但由于药物的不良反应较多,临床应用受到限制。人们试图研发安全有效的降低胆固醇药物。实际上,他汀类药物是 20 世纪 70 年代末发现的,直到 80 年代末才上市应用到临床。他汀的发现经历了一个探索的过程。科学家基于许多微生物生长需要胆固醇,而抑制胆固醇的合成,就有可能抑制细菌生长这一思路,希望能找到抑制胆固醇合成的物质。1976 年,日本学者在一种叫桔青霉的真菌提取液中分离出一种物质称为美伐他汀,又名美瓦停。科研人员证实该物质能够明显降低动物与高脂血症患者的血清总胆固醇水平,促进了 20 世纪 80 年代他汀类药物(HMG 还原酶抑制剂)的研发。随后美国学者从土壤中的土曲霉菌培养基中收获洛伐他汀,又名乐瓦停、美降之。至此,西方学者和日本研究者进行广泛研究,证实该物质是一种胆固醇合成抑制剂（HMG-CoA 还原酶抑制剂），能安全有效地降低高胆固醇血症患者血清胆固醇水平。在 1987 年，洛伐他汀获美国食物药品监督管理局的批准，成为第一个上市应用于临床降脂治疗的他汀类药。

随后，相继有他汀类药物上市。1988 年辛伐他汀上市；1989 年普伐他汀上市；1994 年氟伐他汀——第一种完全人工化学合成的他汀类药被批准上市；阿托伐他汀 1997 年上市；1997 年西立伐他汀上市，此后由于发现它的安全性问题（引起致死性横纹肌溶解）于 2001 年撤出市场；瑞舒伐他汀本世纪初相继在日本（2001 年）、荷兰（2002 年）和美国（2003 年）上市。匹伐他汀于 2003 年 7 月在日本批准上市。此外，我国自主研制并于 1996 年上市的降脂药物血脂康，也含洛伐他汀成分。

他汀的发现给人类降脂治疗带来新的希望。在短短 20 年的时间内，他汀类药物在临床上得到广泛应用，可谓一枝独秀、遥遥领先。他汀类药物成为高胆固醇血症、冠心病降脂治疗的首选药物。

（2）特效降脂药物：70 年前，青霉素的发现挽救了大量的细菌感染性疾病患者，此前人们面对这些细菌无能为力，束手无策，无数患者被夺去了生命。当时青霉素被认为是神奇的药物。抗结核药物也是一样，很快控制了病情。天花、牛痘等疫苗的出现使这些传染病销声匿迹。医院急诊科常遇到中毒昏迷的患者，奄奄一息，病情危重。医生使用了特效解毒药物之后，患者很快醒过来，转危为安，这种救命药物也被看做神药。

总之，人们所认为的灵丹妙药就是能够药到病除（或缓解），起死回生，立竿见影。近十余年来，一类降血脂药物(他汀类药物)被医生认为是神奇的降脂药物,然而,广大患者并没有感到这类药物效果立竿见影,能起死回生,为什么仍被认为是神药? 它的神奇之处在哪里?

他汀类药物出现前,医生使用的降脂药物降低胆固醇的能力很有限,降脂幅度不超过20%。他汀类药物可使血液中的胆固醇浓度降低30%～40%,最大可达60%,是目前已知最强的降低低密度脂蛋白胆固醇的药物。除极个别遗传因素引起的极高水平的低密度脂蛋白胆固醇不能降至正常外,一般都能使胆固醇降到要求的合适范围。从作用强度上讲,他汀类药物是目前当之无愧的降脂药物中的"冠军",是降低胆固醇的特效药物。正因为这类药物的极好降脂疗效,医生有了治疗高胆固醇血症的王牌药物。

这类药物的神奇之处,还在于他汀类药物能够预防和治疗冠心病、脑梗死等心血管疾病,使人类又多了一个治疗冠心病的强有力武器。当然,这些效果主要还是由降低胆固醇而带来的。长期服用他汀类药物使低密度脂蛋白胆固醇降低1毫摩尔/升时,人群发生心肌梗死的危险性在治疗的第一年减少11%,第二年为24%,第3～5年为33%,此后减少36%。据估算,当降低1.8毫摩尔/升,数年后可使冠心病事件减少61%。他汀类药物可以减慢、阻止血管内的粥样硬化斑块生长,甚至可使斑块消退。

他汀类药物是目前最有效的降胆固醇药物,是强效的抗动脉粥样硬化药物,是高效的冠心病防治药物。他汀对动脉粥样硬化的疗效就像青霉素治疗感染一样,在心血管病治疗药物中真是一类神奇的药物。所以,他汀类药物的出现,给冠心病患者带来了福音。

(3)临床常用的他汀类药物:心内科门诊处方中经常见到各种各样的他汀类药物,可以说,现在治疗冠心病离不开他汀类药。目前,国内上市的他汀类药物有7种,包括洛伐他汀、普伐他汀、氟伐他汀、辛伐他汀、阿托伐他汀、瑞舒伐他汀及匹伐他汀。中药血脂康也含有小量洛伐他汀。这类药物主要是阻止胆固醇的生成,促进血液中胆固醇从肝脏的清除,达到明显降低血液胆固醇浓度的目的。到现在为止,他汀类药物是所有降脂药物中疗效最好的一类药,降低胆固醇幅度在 $18\% \sim 55\%$,降低甘油三酯 $7\% \sim 30\%$,还有一定的增加"好"胆固醇——高密度脂蛋白胆固醇的作用,升高幅度为 $5\% \sim 15\%$。

临床上,医生主要使用他汀治疗高胆固醇血症、冠心病,其他动脉如脑动脉、肾动脉、下肢动脉、颈动脉等粥样硬化性疾病。在糖尿病中使用也越来越普遍。另外,对轻、中度高甘油三酯血症也有一定疗效。

几种他汀类药用法如下:

1)洛伐他汀:商品名有美降之、洛华宁、洛特、洛之特,中药血脂康的主要成分也是洛伐他汀。常用剂量每晚1次,睡前服用,剂量范围 10～20 毫克。不良反应有腹痛、腹泻、便秘、肌肉痉挛、皮疹和视物模糊等。还可出现肝功能异常、肌酸磷酸肌酶(CK)升高。偶可出现肌炎,尤其与其他药物联合使用时更应警惕洛伐他汀的不良反应。美国食品药品监督管理局(FDA)已明确要求限制洛伐他汀的使用剂量。

2)辛伐他汀:商品名舒降之、理舒达、京必舒新、泽之浩、苏之。早先用量是每晚睡前 2.5 毫克,此后剂量逐渐增为每次 5～10 毫克,目前常规用量是每日20毫克,最大剂量可用到40毫克。辛伐他汀不良反应少,有时可出现便秘、腹痛、腹胀、恶心和消化不良等消化道症状。引起血清转氨酶轻度升高少见。少数患者(5%)可出现肌酸磷酸肌酶轻度一过性升高,但无临床意义。极少数发生肌炎,伴或不伴血清肌酸磷酸激酶升高,一般为自限性。

3)普伐他汀:商品名为普拉固、美百乐镇。常用剂量是每日20毫克,晚顿服。最高剂量是每日40毫克。主要不良反应为肝脏转氨酶升高,并且与剂量有关,未见永久性肝损害报道。可出现肌病、肌酸磷酸激酶也可明显升高。服用普伐他汀应监测转氨酶。

4)氟伐他汀:商品名来适可。常用剂量是每日20毫克,晚顿服。最大每日80毫克(40毫克,每日2次)。总体耐受性良好,不良反应(发生率≥5%)包括头痛、消化不良、背痛、流感样症状、意外创伤和肌痛。

5)阿托伐他汀:商品名立普妥、阿乐。常用起始剂量为10毫克,每日1次。最大剂量为每日1次80毫克。我国患者常用剂量为10~20毫克,每天1次(可日间或睡前服用)。近期有一些商业炒作,用几百个患者的小型研究在我国推行用大剂量阿托伐他汀的"序贯疗法",这种疗法既无必要,也不安全。

阿托伐他汀的不良反应(发生率1%左右)为便秘、胃肠胀气、消化不良和腹痛,通常随继续治疗而缓解。因不良反应中断治疗的少于2%。

6)瑞舒伐他汀:商品名可定。常用起始剂量为5毫克,每日1次。在我国被允许的最大剂量为20毫克,每日1次。我国的常用剂量为5~10毫克。不良反应发生率较低,有头痛,头晕眼花,消化道症状(便秘、恶心、呕吐)、腹痛,骨骼肌肉方面(肌痛、肌病)以及虚弱乏力等,这些不良反应大多为轻度和一过性。少数可出现转氨酶和肌酸肌酶升高或管状蛋白尿。但一般较微,很快自行消失。

7)匹伐他汀:商品名力清之、利维乐。常用剂量1～2毫克,每日1次。最大剂量4毫克,每日1次。不良反应有腹痛、皮疹、抑郁、瘙痒,以及γ-谷氨酰胺转肽酶、肌酸激酶、天门冬氨酸氨基转移酶升高。

(4)他汀类药物的疗效:张先生患有糖尿病,血脂也高,医生给他开了辛伐他汀,每天晚上服用1次,剂量是20毫克。2个月后,再次化验血脂,医生告诉他胆固醇指标没有达到要求,可以将他汀剂量加到40毫克,晚上顿服。张先生有些疑惑,药量是不是增加得快了点、大了点? 为什么医生不逐渐增加剂量,而是成倍加量呢? 自己的胆固醇会不会降的太低呢?

张先生的顾虑有一定代表性。要打消疑虑,还得从他汀类药物的剂量-效应关系说起。一般来说,剂量越大,降脂力度也越大。对于他汀而言,当剂量增加1倍,降低胆固醇的幅度并不是增加1倍,而是增加5%～7%。比如辛伐他汀由原先每晚20毫克改为每晚40毫克时,血清总胆固醇并不成倍下降,只不过比原来多降低了5%,低密度脂蛋白胆固醇降低增加7%。所以,他汀剂量增加1倍,增加的降脂幅度有限,不会使胆固醇降得太低。听了医生的讲解,张先生回去后,放心地按照医生的嘱咐将辛伐他汀的剂量加到40毫克。

在现有上市的几个他汀类药物中,相同剂量下,瑞舒伐他汀降脂作用最强,其次是阿托伐他汀,再次是辛伐他汀等。瑞舒伐他汀5毫克,阿托伐他汀10

毫克,辛伐他汀 20 毫克,洛伐他汀 40 毫克,普伐他汀 40 毫克,氟伐他汀 80 毫克,其疗效相当。他汀类药物可使低密度脂蛋白胆固醇降低 20%~60%;并且低密度脂蛋白胆固醇越高,服用他汀类药物后,胆固醇降低的程度常常也越大。适当加大他汀类药物的剂量,可以进一步减少胆固醇的含量。不过,降低的程度有限。

现在提出他汀的标准剂量,要求降脂治疗时至少应用标准剂量。什么是标准剂量? 就是能够使低密度脂蛋白胆固醇降低幅度达到 30%~40% 范围所需要的各种他汀的剂量。根据研究,各种他汀药物的标准剂量为:阿托伐他汀 10 毫克(↓39%);洛伐他汀 40 毫克(↓31%);普伐他汀 40 毫克(↓34%);辛伐他汀为 20~40 毫克(↓35%~41%);氟伐他汀 40~80 毫克(↓25%~35%);瑞舒伐他汀 5~10 毫克(↓39%~45%)。达到标准剂量,使低密度脂蛋白胆固醇降低 30%~40%,才能达到较为满意的效果。服用他汀会轻微增加高密度脂蛋白胆固醇浓度(4%~8%),但剂量加倍时,增高幅度不变。他汀还具有降低甘油三酯的作用,这种作用与剂量有关,从小剂量时可以降低甘油三酯 10%~15%,到最大剂量时可以达到 25%~35%,剂量与降低甘油三酯的幅度没有明确的定量关系。但随着剂量增加,降低甘油三酯程度增加。

他汀类药物不但具有很强的降低胆固醇作用,而且大量研究表明他汀是冠心病一级和二级预防的重要和基本药物。现在这类药物已经被看做是抗动脉粥样硬化用药。

(5)他汀类药物是伤肝药:老王患了冠心病,住院后医生在他的心脏血管内放了一枚支架。出院时医生告诉他需要坚持服用几种药物,包括阿司匹林、玻力维,以及一种叫他汀的药物等,并定期到门诊随访。出院后,他按照医生的嘱咐服药,也没有心脏疼痛或胸闷等症状。有一天,他偶尔翻了一下说明书,发现他汀药物的不良反应很多,非常担心,急忙到医院找医生问个究竟,能不能不吃这种药物。

其实,在门诊上,常常有患者拿着他汀类药物的说明书问医生,这种药物不良反应多,肝脏毒性大,为什么还要服用?确实,这类药物说明书上罗列了几十条的不良反应,如肝脏损害、肌肉溶解等,咋看上去,吓人一跳,有人说他汀类药物是伤肝药物,是"毒药"。

医生会告诉大家,不要害怕,说明书上写的不良反应是目前收集到的使用药物出现的所有不良反应,并不是每个人都会发生。实际上,绝大部分吃药的患者都不会出现,是很安全的。拿他汀"伤肝"来说,根据科学统计,每 100 个服用他汀药物的患者中有 1~2 个会出现转氨酶升高,但是如果继续用药,这种升高多半很快会恢复正常(70%患者转氨酶将自然恢复正常)。持续性升高的不超过 1.2%,需要停药的更少(约为 0.7%)。他汀的耐受性和安全性非常好,人们需要改变对他汀安全性的偏见。

按照规定,说明书必须把与药物有关的所有不良反应都列出来,即使是没有多少临床意义的症状也要写进去。药物既然上市,本身也就经过了动物实验、临床的反复试验,是安全的。所以说明书写的越详细,也就说明对该药的研究越透彻。不能说说明书上不良反应越多,越不安全。实际上,一种附有详尽说明的药物,对患者负责,也是注重安全性的表现。

当老王听了医生的解释之后,悬着的心才放下来。医生又告诉他,得了冠心病放了支架后,不等于冠心病好了,支架内及其他血管还有可能长斑块,他汀类药物对于预防复发很有好处,是治疗冠心病的一个主要药物之一,一般不要停药。老王回去后,继续服用他汀类药物。

当然,服用他汀药物时,医生会告诉患者,服药后第1~2个月查1次肝功能,如果正常,然后可以半年查1次,最后每半年到一年查1次就行啦。如果化验转氨酶超过正常上限3倍,应停用他汀,这通常在2~3个月之内,就可恢复到正常水平。如果患者有活动性肝炎、慢性肝病、肝硬化、急性肝衰竭,就不要服用他汀类药。

最近,美国食品药品监督管理局已修改了他汀类药物的安全性说明书,提出他汀引发严重肝损害罕见,不建议常规定期检查监测肝转氨酶。仅在服药前检查和用药后临床上必要时复查。应注意用药中血胆红素的升高和出现黄疸。

(6)他汀类药物的"肌肉毒性":当服用他汀药物的患者到医院就诊时,诉说双腿走路无力,小腿肌肉疼痛时,除了做查体外,医生会让患者抽血化验一种叫做"肌酸激酶"(CK)的指标。为什么呢?因为他汀类药物有引起肌病的可能性。轻者表现为肌痛,重者可发展为肌炎,甚至肌溶解、急性肾衰竭。肌病包括肌痛、肌炎和横纹肌溶解。肌痛表现为肌肉疼痛、触痛或无力,化验肌酸激酶正常;肌炎指具有肌肉疼痛、触痛或无力等肌肉症状同时伴有肌酸激酶升高;横纹肌溶解是最严重的肌病,肌酸激酶显著升高(>正常上限10倍或≥1万国际单位/升),出现肌红蛋白血症和肌红蛋白尿、肌酐升高,严重者因肾衰竭而死亡。

肌病是他汀类药物比较严重的不良反应。不过,发生率很少,在1 000例服用他汀类药物的患者中,只有1例可能发生。每100万处方中出现肌溶解、肾衰死亡的不到1例。他汀治疗中肌肉相关不良反应比例为5%～10%。

服用他汀的患者发生肌病的信号有哪些?除了上面提到的肌肉疼痛、无力外,肌肉酸胀不适,小便呈棕褐色也是一种信号。发现上述症状,患者应及时就医。在及时停药后,肌酶一般在3个月左右逐渐恢复正常。

一般情况下,服用他汀类药物不会引起肌病。出现肌病的患者往往存在一些诱发的因素。哪些患者容易发生肌病?有以下情况的患者使用他汀需要小心:高龄,尤其年龄大于80岁的女性;体格瘦小、身体虚弱;合并多种疾病,如慢性肾功能不全,尤其是糖尿病性肾病,有甲状腺功能减退症;大手术的手术前后;正在服用多种药物特别是贝特类降脂药、烟酸、环孢霉素、抗真菌药、红霉素和克拉霉素、维拉帕米、胺碘酮等药物,这些药物会影响他汀的代谢清除,使他汀在血液中的浓度升高;酗酒;大量饮用柚子汁。这些患者发生肌病的危险较高,应慎用他汀类药物并严格掌握适应证。

毋庸置疑,肌病是他汀类药物最严重的不良反应。发生肌病时,患者的症状往往是感到肌肉疼痛、酸痛、无力或者小便呈棕褐色,化验肌酸激酶明显升高,如果高出正常值10倍以上,就可以确诊。然后立即停药,肌酶会在数月内逐渐恢复正常,不留后遗症。否则,如果没有引起患者或医生重视,并正确诊断及时停药,有可能进一步导致肌肉溶解和肾衰竭,严重者就可能死亡。总体上,肌病十分罕见,发生率不超过千分之一。

为了安全起见,服用他汀类药物前,还需要抽血化验肌酸激酶,了解基础值,服药 2 个月或有肌痛、无力等症状时,复查肌酸激酶,与基础值做对比,以便作出诊断。如果肌酸激酶正常,可能属于肌痛范畴,如果肌酸激酶升高不超过正常高限的 10 倍,诊断为肌炎;若 10 倍以上,则是肌肉溶解。此时应该及时找医生处理。

最近,美国食品药品监督管理局提醒广大医生注意他汀类药物可能引起程度不严重,停药后可恢复的认知功能障碍,如健忘、精神错乱;他汀类药物可能引起血糖和糖化血红蛋白升高。但 FDA 强调,在关注他汀不良反应时,应充分肯定这类药物防控心脑血管病的明确作用。老年人、肾功能受损的患者使用他汀的剂量不应过大。

五、膳食、运动与胆固醇

一日三餐,各种各样。日常的膳食成分保证人们对热能和营养的需求。另一方面,为了保持身体健康,人们还要了解日常饮食的有关知识。实际上,大自然为人们提供了丰富的天然保健食品,这是自然对人类的恩赐,我们要慧眼识珠。这里仅从胆固醇的角度作扼要介绍。

1. 管住嘴防止病从口入

(1)饮食中的脂肪:肥肉、油脂是高脂肪物质,也是人体一大营养成分。科学家又把脂肪分为饱和脂肪、不饱和脂肪,后者又分为单不饱和脂肪与多不饱和脂肪。什么叫做饱和脂肪,什么又是不饱和脂肪呢? 饱和脂肪简单地说,就是在室温下凝固,主要来源于动物食品;不饱和脂肪在室温下呈液态,主要来源于植物。这里,为便于感官认识和直接理解,向大家说一下哪些食物中含有丰富的饱和或不饱和脂肪?

1)以下是包含大量饱和脂肪的食品种类:肥肉(羔羊肉、火腿、牛肉)、甜面包和蛋糕、奶油、冰激凌、酸奶、涂有黄油和奶油的甜点、掺有黄油和奶油的酱油、含有饱和脂肪的色拉调料、"部分氢化"油,室温下呈固态如人造黄油。

2)以下是含有多不饱和脂肪:玉米油、红花油、向日葵油和其他蔬菜油;橄榄油、加拿大菜子油和花生油含有单不饱和脂肪。

在所有脂肪中,单不饱和脂肪对心脏最健康。

1)饱和脂肪:饱和脂肪主要来源于动物食品,是影响血清胆固醇最主要的因素。

曾经有这样的试验,对7个自愿者按照下列能量组成食谱:脂肪供能占40%,其中脂肪热能70%来自牛奶脂肪、牛肉脂肪或改良牛肉脂肪。3周后,发现牛奶脂肪升高胆固醇作用最大。现在,我们提倡高胆固醇患者选择低脂牛奶或者脱脂奶也是这个道理。

轻度高胆固醇血症患者,减少肥肉、动物油脂的摄入,建议由植物油类提供30%热能,如玉米油、橄榄油、菜子油、米糠油。玉米油胆固醇合成率高于其他油类。

2)不饱和脂肪:不饱和脂肪又分为多不饱和脂肪和单不饱和脂肪。

多不饱和脂肪:主要见于植物。多不饱和脂肪包含有 ω-3 和 ω-6 脂肪酸,它们被称为人体必需脂肪酸,因为它们是生命生长过程不可缺少的。其中 ω-3 脂肪酸是多聚不饱和脂肪酸,由寒冷地区的水生浮游植物合成。多不饱和脂肪酸能加速脂肪分解,可减少胆固醇的合成,促进胆固醇由胆汁、粪便排出体外。多不饱和脂肪酸存在植物油中,主要是亚油酸、亚麻酸等,人体内不能合成,必须从食物摄取。ω-3 脂肪酸主要来源于青鱼、金枪鱼、大马哈鱼、沙丁鱼和一些深海产鱼。植物油的亚麻酸,以豆油含量较多(6.5%),还有核桃、胡桃等。

多不饱和脂肪,能够使血液中的脂肪谱向着健康的方向发展,能够减少血小板的凝聚,并增加抗血凝作用,降低血液的黏稠度。因此提倡多吃海鱼,以保护心血管系统,降低血脂。

单不饱和脂肪:美国胆固醇教育专家提倡在每

日膳食的摄取中,将单不饱和脂肪占总热能的比例从 10％提高到 20％。单不饱和脂肪主要是油酸。它既降低血清总胆固醇和低密度脂蛋白胆固醇浓度,又不降低高密度脂蛋白胆固醇浓度,同时也不易产生过氧化反应。

反式脂肪(trans fatty acid):近来,反式脂肪最让人们关注,它是一种能升高低密度脂蛋白胆固醇,降低高密度脂蛋白胆固醇的"坏"脂肪酸。

反式脂肪又名氢化脂肪,是正常的植物油加氢,比如,在每个植物油分子里加两个氢原子,使原本顺式脂肪变成反式脂肪。反式脂肪在 20 世纪 80 年代开始被使用,当时人们害怕猪油、羊油中含有很高的饱和脂肪对血管带来威胁,而植物油又有高温不稳定及无法长时间储存等问题,所以,1902 年德国化学家威廉·诺曼发现利用氢化过程,使液态的植物油摇身一变成为固态的植物油,既有诱人的香气又可以长时间储存,并被食品行业广泛应用至今。

氢化油可以说是健康的头号杀手,因为自然界几乎没有氢化油存在,人类自古以来的食物里也几乎没有这种东西! 由于反式脂肪在我们身体里是完全不被接受的,所以会导致体内生理功能出现多重障碍。反式脂肪的摄取会增加血中"坏胆固醇"(低密度脂蛋白胆固醇)浓度,也会降低血中"好胆固醇"(高密度脂蛋白胆固醇)浓度。

由于反式脂肪能通过胎盘直接转运给胎儿,因此母乳喂养的婴幼儿都会因其母亲摄入人造黄油而被动摄入反式脂肪。试验证明,反式脂肪容易使胎儿和新生儿患上必需脂肪缺乏症,从而影响生长发育;同时,反式脂肪能对中枢神经系统的发育产生不良影响,抑制前列腺素的合成,干扰婴儿正常的生长发育。

　　加拿大政府健康部门曾经做过一个试验,将哺乳女性的母奶收集起来进行化验,发现其中有高达7.2%的成分是反式脂肪,这表示母亲本身吃了很多人造奶油、糕点或其他氢化油。另外,美国医学部门解剖各个年龄层的意外身亡者发现,由于从小就吃含反式脂肪的食品,2岁儿童的血管已经开始有破裂的现象。要知道,血管管壁本来是光滑的,可是现代很多小孩的血管壁已经有裂痕,使血小板与坏胆固醇堆积,形成硬化斑块,以致心血管疾病的发病年龄越来越低。1993年开始,美国也跟进报道多起2～3岁儿童食用反式脂肪食物出现血管破裂的事件,美国食品药品监督管理局惊呼"又一个DDT出现了!"(注:DDT中文叫滴滴涕杀虫剂,是一种毒性很强的杀虫剂)

　　在反式脂肪的危害初见报端之时,美国研究人员已经对其进行更深入的研究,进一步发现,氢化油的大量摄取也是癌症患病率越来越高的重要原因。一时间反式脂肪如过街老鼠人人喊打,各国也纷纷对反式脂肪亮起红灯。加拿大于2004年11月份成立了反式脂肪专门工作组。2006年丹麦全面禁止反式脂肪。同年7月1日,纽约成为第一个餐饮业全面封杀反式脂肪的美国城市。至此,美国纽约全面禁售含反式脂肪食品的法令生效,所有含反式脂肪的食品依令从各家餐饮企业菜单上消失。纽约卫生部门说:"所有供餐,包括烘焙食品、油炸食品、方便食品、含起酥油或人造黄油食品,每份反式脂肪含量必须低于0.5克……"不过在这场抗击反式脂肪的大战中,让我们非常遗憾的是,我国目前尚没有任何监测的法规与措施。

反式脂肪如此危害我们的健康,我们如何学会识别它的伪装呢?

一般的商场、超市中出售的食品都不会标注是否含有反式脂肪,但请警惕标注着人工黄油(奶油)、转化脂肪、人造植物黄油(奶油)、人造脂肪、氢化油、氢化棕榈油、起酥油、植物酥油、精练等成分,其实就是反式脂肪的伪装。

那么含有这些成分的常见食品是什么呢?

在我们平常吃的食物中,很多都含有这种物质,如生日蛋糕、冰激凌、西点等;它还可以让蛋糕、面包、印度抛饼和蛋黄派等食物变得松软香甜、口感独特;快餐中的炸鸡和炸薯条,香脆可口,也离不开反式脂肪;超市里孩子们喜爱的各色小食品,薯片、饼干、干吃面、炸面包圈、巧克力、咖啡伴侣或速溶咖啡等,也是反式脂肪的驻扎地。

这种脂肪常见于含有氢化植物油的食物,如蛋糕、酥饼、油炸快餐食品、蛋黄派和一些人造黄油中。

3)动物油和植物油:人们的日常生活离不开油盐酱醋,油是人们饮食中的调味品和必需品。我国幅员辽阔,民族众多,各地人们的饮食和风俗习惯不同,食用油的种类、数量和习惯也不同。油可以给人以良好的口感和营养,另一方面也给人的健康造成影响。因此应正确选用食用油。

食用油类包括动物油和植物油,主要有 4 个作用:一是提供热能;二是提供必需脂肪酸;三是提供并帮助脂溶性维生素的吸收;四是构成体脂和细胞生物膜结构。

植物油:富含人体必需脂肪酸,不饱和脂肪比例高,不含胆固醇,富含维生素 E;而动物油所含的人体必需脂肪酸很少,富含维生素 A、维生素 D,胆固醇与饱和脂肪的含量却比较高。如上所述,饱和脂肪可促进血脂升高,不饱和脂肪有助于降低血清胆固醇。

对中老年人来说,选用植物油,尤其是选单不饱和脂肪含量高、饱和脂肪含量低的植物油更为适宜。如橄榄油、茶子油、芝麻油等。表4例出几种植物油成分:

表4　几种食用油脂肪酸组成(%)

	饱和脂肪	单不饱和脂肪	多不饱和脂肪
豆　油	16	25	58
花生油	18	40	38
橄榄油	10	82	7
茶子油	10	79	11
玉米油	14	27	57

动物油:人们一般都有印象,肥肉对血脂不好,对健康不利。对于人体而言,食用脂肪能够明显增加血清胆固醇浓度,增加冠心病、高血压、脑血管疾病的发生。我们通常以 P：S(多不饱和脂肪：饱和脂肪)比例来判断肉类脂肪升高胆固醇的能力,比值越小,增加胆固醇能力越高。因为牛肉脂肪 P：S 低于鸡肉,升高胆固醇作用更大,因此主张以鸡肉取代牛肉作为低胆固醇食谱。

(2)蛋白质:人每天都吃饭,都需要蛋白质。这些蛋白质从食物而来,包括肉、蛋、奶或者植物蛋白(豆类等)。医生常劝说人们饮食要清淡,少吃油腻等食品,以避免摄入过多胆固醇。蛋白质是否不影响胆固醇,可以敞开肚皮吃? 不同来源的蛋白对胆固醇效果一样？

日常是否要多喝奶制品，目前在媒体宣传中可谓褒贬不一，有的人赞同多喝一点牛奶，有的反对。在发表我的评论之前，请大家看看一份动物研究结果。科学家拿老鼠做实验，分别喂以大豆蛋白和存在于牛奶中的酪蛋白，结果发现，大豆蛋白质能明显降低老鼠血液内胆固醇浓度，可是酪蛋白能升高血液胆固醇水平。其他植物蛋白如豌豆、油菜子（蛋白）降胆固醇程度比大豆蛋白更明显。通过上述研究，我们可以看到植物蛋白有降胆固醇的作用，而动物蛋白如牛奶有升高胆固醇的作用，即使我们在超市购买的是脱脂牛奶的前提下，牛奶中的酪蛋白也会一样发挥此作用，所以对于血中胆固醇水平已经升高的朋友，牛奶的摄入就要注意适量。

（3）碳水化合物：即指人们所熟悉的糖类，是由碳、氢、氧三种元素组成的一类化合物，其中氢和氧的比例与水分子中氢和氧的比例相同，故称为碳水化合物。碳水化合物是七大营养成分之一，提供人体主要热能，是构成某些重要生理物质的组成成分。按照分子结构差异，碳水化合物分为单糖、双糖和多糖三大类。最常见的单糖有葡萄糖、果糖和半乳糖，双糖有蔗糖、麦芽糖和乳糖，白糖、红糖、砂糖属于蔗糖。多糖主要包括淀粉、糊精、糖原和膳食纤维。淀粉是谷类、薯类、豆类食物的主要成分。

一般认为，碳水化合物的摄入应占总热能的50%～60%。若摄入碳水化合物过多（超过总热能的60%），可导致甘油三酯的升高和高密度脂蛋白胆固醇的降低。如果多摄取高纤维膳食（粗粮），少摄入单糖、双糖（如葡萄糖、果糖、蔗糖等），则会减轻对甘油三酯和高密度脂蛋白胆固醇的影响。

可选择下列的碳水化合物食物:豆类、燕麦、糙米、全麦面包,以及淀粉样的蔬菜如土豆、南瓜等。谷物提供碳水化合物、维生素、无机盐和纤维素。多食用含纤维丰富的碳水化合物如豆类和全麦类食品。而富含精制糖的食物,如单糖或双糖等仅含极少的必需营养物质,提供过多热能易致肥胖。限制进食炸薯片、白面包、油条、蛋糕、点心等。避免食用低纤维碳水化合物和精加工的谷物,如白米饭、通心粉和白面包。

(4)植物性食品

1)植物固醇:植物固醇,顾名思义是指来源于植物的固醇物质,在结构上与胆固醇相似,如β谷固醇、麦角固醇等,不易被人体吸收,它们不仅不升高胆固醇,相反,可竞争性抑制肠内胆固醇酯的水解,以及肠壁内游离胆固醇的再酯化,促使其由粪便中排泄,因此有降低胆固醇的效果。植物固醇作为降低胆固醇方式已经被认识几十年了。

临床上把它作为降低胆固醇的辅助方式,作为保健品出售。每天服用2克植物固醇,最大能够降低总胆固醇和低密度脂蛋白胆固醇10%。对甘油三酯和高密度脂蛋白胆固醇没有影响。如果每天服用植物固醇1.8克,外加每星期锻炼3次,每次25~40分钟,其他饮食习惯不变。8星期后,"坏"胆固醇——低密度脂蛋白胆固醇降低,"好"胆固醇——高密度脂蛋白胆固醇升高。总胆固醇和甘油三酯都减少。但是,如果进一步加大剂量如每天摄取大于3克,则没有进一步的降胆固醇的作用。

有人做过试验,选择84名胆固醇高的成年人,这些人平时活动少,分成四组,第一组只是进行运动锻炼,第二组吃植物固醇,第三组既吃植物固醇又加上锻炼,第4组没有要求,作为对照组。8个星期后,吃植物固醇的患者总胆固醇减少8.2%,血中低密度脂蛋白胆固醇浓度也有减少。运动增加高密度脂蛋白胆固醇7.5%,甘油三酯降低13.3%。第三组既进行运动同时又吃固醇者血脂变化最大、最优。

植物固醇结合运动是很好的配伍方式,可收到良好的调节血脂的效果。哪些食物中含有较高的植物固醇?植物固醇来源于植物油、种子、坚果类。如大麦、杏仁、腰果、花生、芝麻、向日葵子、全麦、玉米、大豆,以及多种植物油。

2)坚果类:核桃、花生、榛子、松仁、板栗、杏仁、开心果、葵花子、瓜子等果皮坚硬,内含种子果实,属于坚果类。有人认为,坚果类脂肪含量高,对心脏不利。不过,坚果所含脂肪大部分为"好"脂肪(不饱和脂肪),根据这点推测对血脂有利。有研究显示,每周食用坚果(杏仁、腰果、开心果、核桃或花生)5次以上的人,发生心脏病的可能性仅是很少或从不吃坚果的人的一半。另外,坚果还含有较高植物固醇、维生素E和纤维,这两种物质都能降低胆固醇。高胆固醇水平的成年人食用坚果,不吃其他点心,血浆中低密度脂蛋白胆固醇及总胆固醇水平都有降低。再者,坚果还含有一种称为精氨酸的氨基酸,有助于将血液中的废物(氨)转变为尿素从小便中排出去。人体如果缺乏精氨酸,会导致意识不清,甚至昏迷。小孩如果缺乏精氨酸,会影响到正常的生长与发育。精氨酸对人体的益处很多,如加速伤口的愈合修复、参与免疫反应等。

坚果中镁的含量高,人体每天需要镁,具有心脏保护作用;还含有维生素E,阻止低密度脂蛋白颗粒氧化。坚果还含有大量的叶酸、磷、铜、锌和硒等其他营养物质。

市场上有精氨酸制剂，说明书是这样介绍其功能的：①增强男性性功能。②维护心脏内皮健康，减少心脏病患病几率。③刺激生长激素的制造，强壮肌肉。④增加抗病细胞——T细胞的数量，提高免疫力。

精氨酸能增加一种具有扩血管作用的内皮衍生松弛因子（EDRF）的活性。EDRF就是一氧化氮，是潜在的内源性扩血管剂——能够扩张血管、防止血栓、调理人体免疫力等作用。心脏病患者和血脂增高者的血液内这种松弛因子含量低，所以，适当在每日补充坚果类物质显然是极有必要的。

3）燕麦：大家都很熟悉燕麦，近年来作为健康食品得到提倡。为什么？燕麦具有很好降脂效果。能降低总胆固醇、低密度脂蛋白胆固醇。轻度胆固醇升高者，每天给予50～75克燕麦提取物，5个星期后，低密度脂蛋白胆固醇减少21%。

燕麦降脂作用归功于含有一种叫做β葡聚糖的成分。这种成分使肠道内经过消化的食物变得黏稠，营养成分和胆酸吸收减少。

每天服用35～50克（5～8茶匙）燕麦，并且锻炼60分钟，坚持4周，总胆固醇和低密度脂蛋白胆固醇分别降低26%和30%。但是，如果没有配合运动，同时每日饮食总量也不严格控制的情况下，即使服用100克/天的麦麸，总胆固醇和低密度脂蛋白胆固醇也会下降很少，仅分别降低8%和9%。显然，我反复提倡的"管住嘴，迈开腿"是放之四海而皆准的道理。

不同燕麦产品，β葡聚糖的含量不同。添加燕麦(至少每天 3 克葡聚糖),并且每天规律锻炼,对于高胆固醇血症患者来说,是一种有效的降低胆固醇的自然疗法。

4)β 胡萝卜素:β 胡萝卜素是天然类胡萝卜素,目前也作为一种保健品在市场上出售。具有抗氧化、解毒、抗癌,以及预防心血管疾病的作用。在绿色和黄色蔬菜、水果中含量丰富,食物来源包括白薯、胡萝卜、无头甘蓝、菠菜、白萝卜、南瓜、散叶甘蓝、香菜和新鲜的麝香草。

在英国曼彻斯特,对 1299 例老年人按食用 β 胡萝卜素多少分成几个等级,经过 5 年后,发现吃 β 胡萝卜素最多的那部分人发生致死性心脏病的危险最低。

有一项研究叫做医师健康研究,得到的一个结果是:40～84 岁医师,隔日服用 1 次 β 胡萝卜素 50毫克,患心血管病的危险降低。这些都说明 β 胡萝卜素具有心脏保护作用。尤其是对于目前吸烟和有吸烟史的人,胡萝卜素更可以明显降低心脏病发病危险。不过,我特别想提出的是,人工合成与天然的 β 胡萝卜素是有差别的。根据观察,前者有增加吸烟、饮酒的人发生肠道癌症和肺癌的危险。而天然食品中 β 胡萝卜素不会增加癌症危险。

对于高胆固醇血症患者来说,让他们少吃肉、蛋,甚至不吃,严格遵守低饱和脂肪饮食有困难的情况下,添加某类功能食品或营养保健品如植物固醇、坚果、鱼油或燕麦似乎是一个不可多得的好方法,可以帮助改善血脂。

5)植物纤维:膳食纤维颇受人们推崇,它是植物的可食部分或类似的碳水化合物。膳食纤维在人类的小肠中难以消化吸收,在大肠中会全部发酵分解,具有促进通便、降低血中胆固醇、降低血糖的生理效果。被称为现代人的第七大营养素。

膳食纤维按溶解度分为可溶性和不溶性。可溶性膳食纤维在许多方面具有比不溶性膳食纤维更强的生理功能，尤其是降低胆固醇的作用主要就是由可溶性纤维发挥的。可溶性纤维就像海绵一样，吸收大量的胆汁酸，阻止其进入血液。因为血液中的胆汁酸减少，肝脏就不得不从血液中"吸取"胆固醇补充到胆汁酸库中，这种发生在人体内连锁的生理反应，不仅增加了胆汁酸的排泄，同时也增加了胆固醇到胆酸的转换率，从而降低胆固醇水平。

美国膳食协会建议每人每日摄取膳食纤维20～30克（中国营养协会推荐：每天应摄入膳食纤维24～32克），其中以不可溶性膳食纤维占70%～75%，可溶性膳食纤维占25%～30%为宜。美国糖尿病学会（ADA）推荐糖尿病人膳食纤维的摄入量大致与健康人的摄入量相同，也是20～30克/天。同时值得说明的是，若想让每天摄入的膳食纤维发挥最大的作用，可溶性膳食纤维和不溶性膳食纤维的比例非常重要，合理的比例约为1:3。

富含膳食纤维的食物中，推荐柑橘、胡萝卜、豆、苹果、桃和李子，因富含果胶，降胆固醇的作用也更大。燕麦，可溶性纤维是小麦的10～15倍，研究表明60～70克燕麦可降低5%～6%的血胆固醇。

建议多食蔬菜、水果、豆类、薯类和谷类（特别是一些粗粮）等食物以增加纤维素的摄入。

（5）维生素：很多人长期服用维生素C和维生素E，认为这些维生素能软化血管，当做心脏病的预防药物。维生素C和维生素E是抗氧化维生素，从理论上来讲对冠心病、动脉粥样硬化有益。

不过,一项大规模的临床研究没有显示这种效果。这项研究有2万多心脏病高危患者参加(包括有心肌梗死病史、冠心病或无冠状动脉疾病、糖尿病和得到治疗的高血压),同时进行降脂药物和维生素疗效试验,维生素选择:维生素E,600毫克/日,维生素C,250毫克/日,治疗约5年。其结果显示:补充维生素没有获得额外效果。

女性补充抗氧化剂和叶酸7～9年也不能延缓其心血管疾病进程。

所以,现在的心血管科医生不会推荐大家额外补充维生素C、维生素E或其他抗氧化剂来预防或治疗冠心病。

综上所述,我们不难看出,对于一些商家在市场宣传上任意拔高抗氧化维生素的功效显然是不对的,把它作为保健品来防治心脑血管病缺乏充足的根据。还是那句老话:炒作有风险,服用需谨慎!

(6)饮品

1)酒:对健康的影响与种类有关。有研究表明少量饮葡萄酒对冠心病有保护性作用。每日饮用50～70克葡萄酒,对血脂呈现有益影响,其含有的酚类物质具有抗氧化作用,可增加高密度脂蛋白。

而另一方面,大多数长期饮酒者,尤其是饮白酒者,大都有高脂血症。因为饮酒量增多,极易造成热能过剩而肥胖,同时酒精在体内可转变为乙酸,乙酸使得游离脂肪酸的氧化减慢,脂肪酸在肝内合成为甘油三酯,同时使极低密度脂蛋白的分泌也增多。考虑到酒精对消化和神经系统的不良影响,以及带来的社会性问题,我们不主张以饮酒来调脂或预防冠心病。

2)茶:是我国居民的常用饮品,中国茶文化历史悠久。茶多糖可降低血清低密度脂蛋白胆固醇,增加高密度脂蛋白胆固醇。茶多糖还能与脂蛋白酯酶结合,促进动脉壁脂蛋白酯酶入血而起到抗动脉粥样硬化的作用。

在中国的餐饮文化中,烟酒不分家。所以,在这里我也顺便提一下烟草问题。吸烟可明显使血清总胆固醇和甘油三酯升高,高密度脂蛋白胆固醇含量降低。这与烟草中的尼古丁和一氧化碳作用有关。研究还表明,被动吸烟者也会发生与吸烟者相似的血脂变化。戒烟后,血脂异常可恢复至正常。

这些与人们日常生活息息相关的生活习惯和嗜好,往往在不知不觉中影响我们的健康。所以,摒弃不健康的生活方式,现在就从点滴做起。

(7)鱼油:近年来,鱼油得到青睐,因为它调节血脂有预防冠心病的功效,被看做心脏保护剂。在饮食中增加鱼油摄入能够降低总胆固醇、甘油三酯,升高高密度脂蛋白胆固醇。目前,市场上销售的所谓"脑黄金"和"脑白金"即是鱼油中的成分:二十二碳五烯酸(EPA)和二十二碳六烯酸(DHA)制品,这些物质主要存在于海产鱼类中。

有人观察,每天服用 12 克鱼油,每星期游泳 6 次,坚持 1 个月,总胆固醇减少 12%,低密度脂蛋白胆固醇减少 16%,甘油三酯降低 20%,高密度脂蛋白胆固醇上升。若每天单独服用鱼油 45 克或者服用鱼油加上运动,12 周后,鱼油加运动组低密度脂蛋白胆固醇明显降低,两组高密度脂蛋白胆固醇都增加。因此鱼油有调节血脂,减少心血管疾病的作用。

2. 迈开腿——适量运动

生命在于运动,健康也在于运动。运动对健康的有益作用表现在很多方面,其中对血脂能产生良好的影响。持之以恒的运动可减轻体重和改善血脂。经常运动者血清总胆固醇、甘油三酯、极低密度脂蛋白胆固醇水平低于普通人群,而高密度脂蛋白胆固醇则相反,高于普通人群。运动不但改善血脂、降低体重,还改善血压和血糖,减少胰岛素抵抗,对整个机体和心理都会产生积极的正性影响。那么,是不是所有的运动都对血脂改善、心血管功能有保护作用呢?

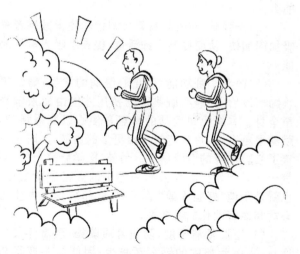

对于一个步入中年,随时会有健康危机来袭的人生
阶段,运动更像是一套养生祛病的疗法,就像有氧
运动之父、美国的库柏教授所言:"运动锻炼能克服
由于不合理的饮食所造成的许多危害。"

答案显然不是。我们主张采取中等强度的有氧运动。

有氧代谢运动是指在运动时要求空气中的氧气到达肌肉，从而强迫心脏和肺的工作变得比平常艰巨，从而消耗大量卡路里（热能），增进心肺功能。一般来说，有氧代谢运动对技巧的要求不高。它的主要特点是强度低、有节奏、不中断、持续时间较长，如步行、跑步、游泳、骑自行车、跳健身舞、扭秧歌等。这些活动能有效地改善心、肺和血管功能。

具体来说，有氧代谢运动有以下效果：

（1）增加血液总量：因为氧气在体内是随血液供应到各部位去的，血量的提高也就增强了氧气输送能力。

（2）增强肺的功能：有氧代谢运动使得锻炼者呼吸加深加快，从而提高了肺活量，提高了吸入氧气的能力。

（3）改善心脏功能，防止心脏病的发生：氧气吸入肺部以后，要靠心脏跳动的挤压才能由血液输送至全身。有氧代谢运动的特点是使心肌变得强壮，跳动得更有力，每次能挤压出更多的血液，同时也改善了心脏本身的血液供应。另外，医学研究证明，有氧代谢运动能提高血液胆固醇中的高密度脂蛋白，也就是所谓"好胆固醇"的比例，从而减少了发生冠心病和血管硬化的可能性。

（4）增加骨骼密度，防止骨质疏松：随着年龄的增长，人体骨骼中的钙渐渐减少，因此骨头变得松脆易折。这就是为什么老年人常发生骨折的原因。有氧代谢运动，尤其是需要支撑体重的走、跑和健身操练习，能够有效地防止钙的丢失与骨骼强度的降低。

(5)减少体内多余的脂肪,防止与肥胖有关的疾病发生:体力活动不足与饮食过量会引起体重与体脂的增加。当肥胖发展到一定程度,患心脏病、高血压和糖尿病的可能性就大大提高。有氧代谢运动加上适当的饮食控制,能最有效地除去体内多余的脂肪,而且不会像有些不科学的减肥术那样使你损失肌肉成分。1磅脂肪(0.454千克)等于3 500大卡热能。你如果每天增加两次快步散步(每分钟120米),每次20分钟,那么你两个星期就可以减掉近0.5千克,一年可以减12千克纯脂肪!而且这种运动并不是非常剧烈或难度很大的,重要的是持之以恒。

以下是我国居民平衡膳食宝塔涉及的运动建议:健康成年人每天身体活动应达到相当于步行6 000步的活动量,每周约相当于4万步。如果身体条件允许,每天最好进行30分钟中等强度的有氧运动。

中国居民平衡膳食宝塔运动建议
身体活动6000步
每日基本活动量=2000步
自行车7分钟　=1000步
拖地板8分钟　=1000步
中速步行10分钟=1000步
太极拳8分钟　=1000步

当然,根据个体不同的身体情况,如年龄和患病情况等,运动要有所选择,量力而行,同时特别要注意循序渐进原则,也就是在运动初期要从低强度开始,逐渐加大运动强度,不可操之过急。规律的有氧运动不但可以预防心肌梗死的发生,同时对冠心病的恢复起到重要作用。但是,对于不稳定冠心病患者如出现心绞痛频繁发作或休息时亦有疼痛、难以控制的明显的心律失常、失代偿的充血性心力衰竭（静息时气短、心悸、水肿）、合并有严重的高血压病等，都不适宜进行体育锻炼。心血管病患者的运动应咨询医生意见，共同制定出合适的运动计划。

六、胆固醇误区

冠心病防治中要唱响胆固醇主旋律,澄清误区,排除噪声,遵循降脂指南,正确、科学地认识和了解胆固醇,合理、规范地选择目前降低胆固醇的方式,这也是当今搞好血脂异常和冠心病防治的一个亟待解决的问题。

误区 1:高脂血症是甘油三酯高、降血脂就是降甘油三酯

甘油三酯就是脂肪,我们饮食中吃的肥肉主要是甘油三酯。不少人认为高血脂是甘油三酯高,降血脂就是降甘油三酯。的确,按照中国字的读音,甘油三酯听起来更像血脂,而胆固醇、低密度脂蛋白胆固醇听起来好像与血脂就不搭界。

但对于心脑血管疾病而言,胆固醇升高对于人类健康的危害远远高于甘油三酯升高。高胆固醇血症和动脉粥样硬化、冠心病的关系十分密切。虽然甘油三酯升高也与冠心病的危险相关,但不如胆固醇尤其是坏胆固醇升高重要,处于"从犯"地位。甘油三酯严重增高时会诱发急性坏死性胰腺炎,这时我们才会用药物治疗积极干预。轻到中度高甘油三酯血症一般无症状,也不需特别处理,主要治疗建议就是控制饮食,增加运动等生活方式干预。

通过以上的介绍,大家可以明确看到,降血脂就是降甘油三酯的看法是错误的,重要的是控制胆固醇,尤其是坏胆固醇(低密度脂蛋白胆固醇)的升高。

误区 2：糖尿病降血脂主要是降甘油三酯

糖尿病顾名思义是血糖升高引起的疾病，降血糖是主要治疗方式。但是，单纯降低血糖仅仅降低糖尿病微血管并发症如视网膜病变、糖尿病肾病等疾病的风险，不能降低大血管病变如冠心病和脑卒中发病。然而，糖尿病患者 80％都死于心血管并发症。现在糖尿病被公认为是冠心病的等危症，也就是得了糖尿病就相当于得过一次心肌梗死，对健康的危害程度等同。因此，有人称为糖心症。

（1）糖尿病血脂紊乱：糖尿病（尤其是 2 型）往往引起脂质代谢异常。高甘油三酯血症、小而密的低密度脂蛋白胆固醇增加和高密度脂蛋白胆固醇降低，这叫做"动脉粥样硬化血脂谱"。这种致动脉粥样硬化血脂谱会促进动脉粥样硬化发展，增加心血管事件的危险，成为 2 型糖尿病患者死亡的最常见原因。因此，对于 2 型糖尿病患者，为减少心血管事件，应积极治疗血脂异常。

1 型糖尿病血脂谱表现为低密度脂蛋白胆固醇中度升高，甘油三酯显著增高，高密度脂蛋白胆固醇降低。这种血脂紊乱主要与血糖水平有关，因此，良好控制血糖是纠正 1 型糖尿病血脂异常的关键。

（2）糖尿病降脂治疗：糖尿病实质上也是心脏病，糖尿病患者如果单纯控制血糖，只能减少眼睛、肾脏等并发症的发生，并没有减少危及生命的心血管疾病。因此，只有同时控制血压、血糖和血脂，才能阻止糖尿病心血管病的发展。故糖尿病人血脂控制应与冠心病患者一样。低密度脂蛋白胆固醇应降低至 2.59 毫摩尔/升以下。糖尿病血脂异常治疗包括饮食控制、减轻体重、运动、最大限度控制血糖和应用降脂药物。

他汀类药物能有效降低 2 型糖尿病患者的胆固醇水平，对血糖无负面影响，应作为首选药物。合并高甘油三酯血症时，可选用贝特类药。贝特类药物能有效降低游离脂肪酸、空腹和餐后血糖，改善低密度脂蛋白颗粒组分和增加高密度脂蛋白胆固醇，逆转糖尿病血脂异常，此类药物对糖代谢无不良影响。使用吉非贝齐治疗时，可减少心血管事件的发生。

烟酸可全面改善血脂谱，即降低甘油三酯、胆固醇和脂蛋白 a，升高高密度脂蛋白胆固醇，理论上是较理想的降脂药。但它对胰岛素抵抗具有不利影响，有升高血糖和面红等不良反应，因此，一般不用于糖尿病。不过，烟酸衍生物阿昔莫司对血糖影响较小，可考虑应用。

误区 3：洗血治疗高脂血症

我们知道，肾衰竭时医生会建议采用血液透析的办法清除有毒代谢废物，即使用人工肾代替丧失功能的肾脏。这一治疗方法效果可靠，改善患者生活质量，延长患者寿命。与尿毒症患者的血液透析方法很相似，近年来，由于科技的进步，社会上也兴起一种针对高血脂的"透析疗法"，也就是所谓的"洗血"疗法。它是通过化学或免疫的方法，在短时间内将血液中的脂质去掉，主要是清除血浆中的一部分低密度脂蛋白，属于一种血浆净化的治疗方法。

这种方法最初是用于一种叫做家族型纯合子高胆固醇血症的患者（这是一种遗传病），因为这种患者体内缺乏代谢"坏"胆固醇(低密度脂蛋白胆固醇)的受体,"坏"胆固醇不能被排除,导致它的血浓度增高,比正常人要高 3～6 倍。如果不及时治疗,患者往往在儿童时期即发生严重的动脉粥样硬化,甚至急性心肌梗死。然而,对这些遗传导致的极度升高的血清胆固醇单用降低胆固醇的药物效果有限,所以可能需要借助血液净化的方法去除胆固醇,达到降低"坏"胆固醇的目的。由于体内生成胆固醇是一个天天在进行的生理过程,所以每次"洗血"后的疗效只能维持数天。若要保持血脂正常,则必需每星期"洗血"1～2 次。因此需要定期进行"洗血"治疗。

是不是我们大多数血脂异常的朋友都要采用这种办法降低胆固醇? 显然不是的,绝大多数高胆固醇患者,可以通过调整饮食结构、改善生活方式和服用降脂药物来降低胆固醇。而"洗血"降低血脂是不得已而为之的下策,它的作用只是暂时的,效果不能持久,需要反复进行,并且每次"洗血"的费用相当昂贵,普通人无法、也不必为之承担。同时最重要的一点是,"洗血"疗法有潜在的安全隐患,在清除"坏"的低密度脂蛋白、纤维蛋白原的同时,也会丧失"好"的白蛋白、高密度脂蛋白及免疫球蛋白。"洗血"还有导致出血、感染的危险。

至于广告上宣传"洗血"是一种"神奇的降脂疗法",数小时内血脂明显下降,降脂效果立竿见影,高脂血症一洗了之,没有任何不良反应,并且"洗血"一次,"终身受益"等。这些说法带有欺骗性质,误导大家,请大家千万不要上当。

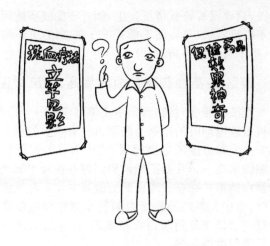

面对诱惑,我们更需要理智的审慎。

误区 4:血脂达标后即减量或停药

　　我们知道,在高血压的治疗过程中,当血压长期稳定后,可试行减少药物剂量和种类,即用较少的药物和可能低的剂量来维持目标血压。而对于他汀降脂来说,是不是胆固醇达标后可以减量或停药呢?降胆固醇治疗的最终目的在于降低以后心血管事件,现有资料都支持长期降脂治疗,长期获益。降脂治疗时间越长,低密度脂蛋白胆固醇降低幅度越大,发生心肌梗死的危险越小。大规模临床试验多半是建立在长期治疗、采用固定剂量的基础上,一般治疗2~5年。降脂治疗是持久战,不能三天打鱼,两天晒网。因为胆固醇升高无法根治,达到治疗目标后药物减量往往引起血脂反弹,再者药物减量易动摇患者坚持降脂治疗的信念,不利于长期疗效的维持。

所以，只要没有特殊情况发生，如严重的或不能耐受的不良反应，以及血脂不低于1.3毫摩尔/升不应减量，更不可随意停药。

误区5：高血脂就是血黏度高，血流缓慢

血液黏滞度，是物理学中流体力学的一个指标，是指血液流动时的摩擦力和阻力。血液中的成分是影响血液黏滞度的重要因素，其中血脂的高低就是影响因素之一。甘油三酯或胆固醇在血液中都是以脂蛋白的形式存在。当血胆固醇或甘油三酯浓度升高时，血中大颗粒的脂蛋白如乳糜微粒和极低密度脂蛋白或低密度脂蛋白颗粒增多，就会对血液黏度有某种程度的影响。

但是，高血脂不等于血黏度高、血流缓慢。目前，血液黏滞度不推荐作为临床检查的客观指标，也没有专门的降黏药物，通过定期去医院输液或看广告买降黏药物或保健品都无任何科学根据与防病的实效。

误区6：保健品能降血脂，可以代替降脂药物

现在市场上有很多保健品，有中药也有西药制品。走进保健品商店琳琅满目，目不暇接。面对神乎其神的广告宣传，真不知如何保持理性消费。

虽然我从来不赞成我的病人去吃保健品，因为我认为它们的疗效实在太微乎其微，吃与不吃差别不大。我经常把保健品的作用比喻成"鸡叫天亮，鸡不叫天也亮"。但对于没有确切疾病，就是想日常保健的朋友我也不强加阻拦。

下面我介绍一些具有一定降脂作用的保健品和

中药:

(1)古巴研发的甘蔗腊提取物多甘烷醇,具有降胆固醇、降甘油三酯和升高高密度脂蛋白胆固醇的功效,安全性很好。

(2)鱼油主要含有 ω-3 脂肪酸,具有轻度降甘油三酯效果,没有降胆固醇作用,高甘油三酯患者可作为辅助用药。

(3)蜂胶、果胶、琼脂等含不被利用的多糖,与胆固醇结合可形成复合物,抑制胆固醇在肠内吸收。

(4)具有降脂的中药成分:大黄、生何首乌、虎杖、生决明子、番泻叶等能促进胆固醇排泄;蒲黄、绿豆含植物胆固醇,可抑制肠内胆固醇吸收;泽泻、姜黄等抑制血胆固醇合成;山楂、丹参、大麦须根、没药、茶树根、桑寄生、海藻、昆布等,均有不同程度的降胆固醇作用。

误区 7:做了支架和搭桥手术就可以不吃降脂药物

不少冠心病患者放了冠状动脉支架或做冠状动脉搭桥手术后就认为心脏病治愈了,自己停用阿司匹林、他汀等药物。门诊经常碰到冠心病患者认为手术后只吃保健品的例子,也常见到这类病人复发心绞痛和心肌梗死,甚至猝死的情况。

确实,支架治疗和搭桥手术后心绞痛缓解,甚至完全消失,效果立竿见影,技术看起来很神奇。支架介入治疗和搭桥手术是心血管病治疗的巨大进展,连同药物治疗是目前冠心病治疗的三大疗法。现在,介入治疗遍地开花,蓬勃开展起来,接受介入治疗的患者越来越多。人们惊喜于技术的普及和它带来益处的同时,不要忘记一点,动脉粥样硬化是一个全身性疾病,而且是不断进展的疾病,就是支架治疗也好、搭桥也好,是针对治"已病",并且不是一劳永逸的根治方法,而是姑息的治疗措施,不可能消除动脉粥样硬化。如果不注意饮食、运动调整,不坚持服药,不仅放入支架处的血管可以再次狭窄或血栓堵塞,而且架桥血管可以闭塞,心绞痛和心肌梗死也可能再发。

冠心病重在预防,这已为大量的研究所证实。冠心病预防包括一级预防和二级预防,其中改变不良的生活方式是冠心病防治的基础。具体涉及合理膳食,适量运动,以及综合控制多重危险因素,如血脂异常、高血压和高血糖等。

冠心病是多种危险因素共同作用导致的疾病,但是冠心病并不可怕,它是可防可控的。90%以上的心肌梗死是可以被早期预测并可以被很好控制的。这突出了冠心病预防的重大价值。

介入治疗改善了症状,但不能改变冠心病的进程。我们要充分认识到手术的局限性,消除一劳永逸的看法。与此同时,我们还要清楚地认识到介入技术和冠状动脉搭桥手术是有效的治疗手段,但并非是所有冠心病患者干预的必需措施。这些对人体有创伤性的技术是有严格的适用人群,不可过度使用或滥用。这样才能真正实现技术的价值,否则不是享受技术带来的成果,而是遭受技术带来的痛苦。

人们在欢欣技术成就之时,一定要保持清醒头脑,认真保护自己的利益。

误区 8:老年人不用预防高脂血症

无论男性或女性,随着年龄增长到一定阶段,无论胆固醇还是甘油三酯都会有下降趋势。男性胆固醇自 20 岁以后稳定上升,一直到 64 岁左右开始缓慢下降;女性胆固醇在 25 岁后缓慢上升,绝经期后上升较快,60～70 岁时达到高峰;甘油三酯成年期后持续上升,70 岁以后开始下降。也就是说,老年人胆固醇有自然下降的趋势。

实际上,老年人高脂血症的发生率,远远高于中青年。随着年龄增加,老年人暴露于动脉粥样硬化性危险因素的时间较长,心血管疾病发病率和死亡率的绝对危险急剧增加。因此,老年人高脂血症的防治仍非常重要。

老年人往往作为心血管疾病的最终承受者,是动脉粥样硬化性疾病的"自然"伴随者,对于患有心脑血管病的老年人,是否就不用再进行预防,只是需要药物治疗? 实际上并非如此,不但对于那些没有心血管病的老年人要强调预防的重要性,而且对于患有心血管疾病的老年患者更不应忽视预防的作用。因为随着年龄的增加,生理功能减退、运动减少等保护功能的减弱和损害因素的增强,老年患者再发心脑血管事件的机会就越大。与其他中青年人群一样,老年高脂血症患者的防治也包括两方面:生活方式的调整和药物治疗。改善生活方式仍是最基本的措施。仍然应强调控制饮食、坚持有氧代谢运动、戒烟和限酒。具体生活方式调整内容与中年人相似。

老年群体占冠心病患者的大多数,因此也是药物干预的主体人群。由于老年人肝肾功能减退,以及同时伴有多种疾病和服用多种药物,这增加了药物相互作用的几率,也增加了发生不良反应的几率。因此,老年人使用降脂药物时需要警惕药物不良反应发生,以及高度重视药物的相互作用。如贝特类

（非诺贝特、吉非贝齐）降甘油三酯类药物可置换血浆蛋白中的华法林（一种口服抗凝药物），明显增强华法林的出血反应，因此当贝特类与华法林联用时，应监测凝血酶原时间（INR）。

七、低胆固醇——
健康饮食的共同点

　　无论国内的膳食指南或血脂异常防治指南,还是国外的血脂指南、胆固醇教育计划,都毫无例外地向世人(成人)推荐低脂饮食;也无论称为长寿饮食的方案、特定群体(长寿)约定俗成的饮食习惯,还是地中海饮食、美国饮食控制方案,从血脂角度讲,都不约而同地向人们展示健康长寿食谱的一个共同特点:低胆固醇。世界上没有一种使人健康长寿的饮食是高胆固醇饮食。

1. 长寿饮食

　　长寿饮食,国外称 Macrobiotics,应该是寿星的食谱,遵照这种饮食能够获得高寿。长寿饮食就是只吃粗粮和素食,包括糙米、全麦、豆类、蔬果,主要是含胚芽和麸的谷物及豆类,不吃肉、蛋、奶等来自动物的食品(鱼肉例外),主张素食主义。

　　具体讲,以粗谷或全麦为主食(如糙米、大麦、粟米、燕麦、玉米、黑麦和小麦);辅以季节性蔬菜、水果(蔬菜要避免油煎炒,要生食或水煮)、蛋白质食物(如豆荚、大豆和鱼)和海生植物(如海带、海藻类)。

　　奉行长寿饮食的男性(30～39 岁)总胆固醇水平平均在 3.8 毫摩尔/升,6～11 岁男孩为 3.4 毫摩尔/升;而没有采用长寿饮食的年轻男性总胆固醇水平为 5.5 毫摩尔/升,少年儿童(半奶素食)为 4.3 毫摩尔/升。长寿饮食者胆固醇明显处于低水平,冠心病发病率低,这也是其所以长寿的一个原因吧。

2. 地中海饮食

早期的人群调查发现,生活在地中海沿岸的意大利、西班牙、希腊等欧洲国家的居民心脏病发病率很低,远远低于其他欧美国家,被认为是世界上长寿地区之一。长寿原因与这些国家居民饮食习惯有关,被称为地中海式饮食,有利于健康。世界卫生组织提倡"地中海式饮食",向世界上其他居民推荐这种健康饮食。

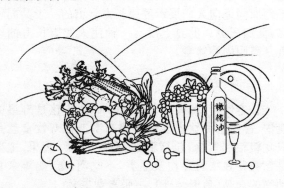

从健康的角度来看,食品的种类是有好坏之分的。

地中海饮食,其饮食特点是以蔬菜、水果、鱼类、五谷杂粮、干果、豆类和橄榄油为主。很少食用动物脂肪和奶制品,适量饮用果酒(干红葡萄酒)。地中海饮食有丰富的绿叶蔬菜和新鲜水果,配有草药调料等开胃食品,很少吃肉。地中海式饮食结构富含纤维素、维生素,是低脂肪、低热能的食品。

地中海饮食符合健康饮食原则,吃新鲜蔬菜和水果较多,蔬菜往往做成色拉生吃,喜食大蒜和洋葱,少食用红肉(猪肉、羊肉、牛肉等)和全奶制品,蛋白质来源于深海鱼类、家禽类和豆类。主食以全谷物为主,食用油主要是含大量不饱和脂肪酸的橄榄油。地中海菜肴中常配合使用各式香料,如百里香、紫苏、鼠尾草等,这些香料可以帮助消化。地中海食谱能使人体内胆固醇含量降低。地中海居民常饮适量的红葡萄酒,葡萄酒有升高"好"脂蛋白、抗氧化等有益作用。地中海海域盛产沙丁鱼,含有丰富的ω-3脂肪酸(Omega-3脂肪酸),对保持正常的心律,提高"好"胆固醇(高密度脂蛋白胆固醇)的水平有益,大大降低心脏病发病的风险,预防心跳停止导致的猝死。

另外,地中海地区居民烹饪也符合健康要求,以煮、炖为主,很少煎、炒、炸。所以地中海饮食从原材料、品种、加工到烹饪,都与健康要求相一致。

地中海食谱能够改善血脂、血糖,使肥胖者体重减轻。意大利学者综合150万人参加的多项研究显示,坚持地中海饮食可使人群总死亡率下降9％,心血管病死率下降9％,癌症病死率下降6％,帕金森病和阿尔茨海默病的发病率降低13％。

3. 中国居民膳食指南(2007)

2008年1月,中国营养学会发布了《中国居民膳食指南(2007)》,这个新指南根据营养学原则,以2004年公布的中国居民营养与健康调查资料为基础,在2002年膳食指南基础上参考、借鉴国外的经验而制订的。《中国居民膳食指南(2007)》分为一般人群膳食指南、特定人群膳食指南和平衡膳食宝塔三部分。核心是平衡膳食、合理营养。

一般人群的膳食指南有以下10条内容:

(1)食物多样,谷类为主,粗细搭配:食物可分为五大类：第一类为谷类及薯类；第二类为动物性食物，包括肉、禽、鱼、奶、蛋等；第三类为豆类和坚果；第四类为蔬菜、水果和菌藻类；第五类为纯能量食物，包括动植物油、淀粉、食用糖和酒类。以谷类为主，是平衡膳食的基本保障。谷类包括米、面、杂粮，薯类包括马铃薯、甘薯、木薯等，主要提供碳水化合物、蛋白质、膳食纤维及 B 族维生素。一般成年人每天要摄入 250～400 克谷类食物，建议每天最好能吃 50～100 克以上的粗粮。精细米面丢失大部分维生素、无机盐等营养素和膳食纤维，因为后者主要在糠麸中。

（2）多吃蔬菜水果和薯类：蔬菜、水果是维生素、矿物质、膳食纤维和植物化学物质的重要来源，水分多、热能低。推荐我国成年人每天吃蔬菜 300～500 克，最好是深色蔬菜，水果 200～400 克，并注意增加薯类的摄入。薯类含有丰富的淀粉、膳食纤维，以及多种维生素和无机盐。

（3）每天吃奶类、大豆或其制品：奶类营养成分齐全，组成比例适宜，容易消化吸收。奶类除含丰富的优质蛋白质和维生素外，含钙量较高，且利用率也很高，是膳食钙质的极好来源。建议每人每天饮奶 300 克或相当量的奶制品，对于饮奶量更多或有高血脂和超重肥胖倾向者应选择低脂、脱脂奶及其制品。大豆含丰富的优质蛋白质、必需脂肪酸、B 族维生素、维生素 E 和膳食纤维等营养素，且含有磷脂、低聚糖，以及异黄酮、植物固醇等多种植物化学物质。建议每人每天摄入 30～50 克大豆或相当量的豆制品。

（4）常吃适量的鱼、禽、蛋和瘦肉：主要提供优质蛋白质、脂肪、无机盐、维生素 A 和 B 族维生素。动物性蛋白质的氨基酸组成更适合人体需要。肉类中的铁易被身体吸收利用,鱼类特别是海产鱼含有不饱和脂肪酸。应调整肉食结构,适当多吃鱼、禽肉,减少猪肉摄入。推荐成人每日摄入量:鱼虾类 50～100 克,畜禽肉类 50～75 克,蛋类 25～50 克。

(5)减少烹调油用量,吃清淡少盐膳食:建议每人每天烹调油用量以 25 克或 30 克为宜;食盐摄入量不超过 6 克,包括酱油、酱菜、酱中的食盐量。

(6)食不过量,天天运动,保持健康体重:应改变静坐的不良生活方式,最好天天运动。建议成年人每天进行累计相当于步行 6 000 步以上的身体活动。最好进行 30 分钟中等强度的运动。成人的健康体重是指体质指数(BMI)为 18.5～23.9 千克/平方米(kg/m^2)。

(7)三餐分配要合理,零食要适当:一般早、中、晚餐的热能分别占总热能的 25%～30%、30%～40%、30%～40%为宜。要天天吃早餐并保证其营养充足,午餐要吃好,晚餐要适量。零食作为一日三餐之外的营养补充,可以合理选用。

(8)每天足量饮水,合理选择饮料:饮水不足或过多不利于人体健康,成年人每日至少饮水 1 200 毫升(约 6 杯)。可适当饮用乳饮料和纯果汁饮料,少喝只含糖和香精、香料的饮料。

(9)饮酒应限量:若饮酒尽可能饮用低度酒,建议成年男性一天饮用酒精量不超过 25 克,成年女性一天饮用酒精量不超过 15 克。可能这些单位显得复杂,你可以这么把握,每天啤酒在一瓶之内,红酒以 150 毫升(3 两)为度,若是白酒则 50 毫升(1 两)足矣!对于有酒瘾的人,这个量可能不能满足,但如果从血脂安全的角度考虑,这又应该是上限,否则就被酒"算计"了。

(10)吃新鲜卫生的食物:避免吃腐败变质食物。

《中国居民膳食指南(2007)》提出的膳食宝塔，展示了每日应摄入的食物种类、合理数量及适宜的身体活动量。直观形象，简明易懂。

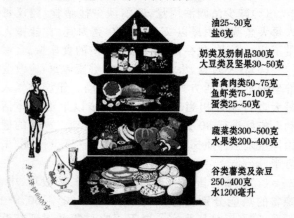

油25～30克
盐6克

奶类及奶制品300克
大豆类及坚果30～50克

畜禽肉类50～75克
鱼虾类75～100克
蛋类25～50克

蔬菜类300～500克
水果类200～400克

谷类薯类及杂豆
250～400克
水1200毫升

膳食宝塔共分五层，包含每天应摄入的主要食物种类。从底层到顶层各层位置和面积的不同代表了各类食物在膳食中的地位和应占的比重。

底层:谷类食物，每人每天应摄入 250～400 克。

第二层:蔬菜和水果，每天应摄入 300～500 克和 200～400 克。

第三层:鱼、禽、肉、蛋等动物性食物，每天应摄入 125～225 克(鱼虾类 50～100 克，畜、禽肉 50～75 克，蛋类 25～50 克)。

第四层:奶类和豆类食物，每天应吃相当于鲜奶 300 克的奶类及奶制品和相当于干豆 30～50 克的大豆及制品。

第五层:烹调油和食盐，位居塔顶，每天烹调油不超过 25 或 30 克,食盐不超过 6 克。

4. 高脂血症的日常膳食疗法

合理膳食是改善生活方式的重要方面,是防治高脂血症和心血管病的基础。合理膳食的关键是总量控制,饭吃八成饱与合理搭配,限制食盐摄入,饮食以清淡为宜。

对于防治高脂血症来讲,应强调低脂饮食,不吃肥肉和猪油、少用黄油,饮用低脂奶,用植物油烹调以代替动物油。

从定量(每天)的角度,胆固醇摄入应小于 200毫克;饱和脂肪量小于进食总热能的 7%;纤维类20~30 克;单不饱和脂肪和多不饱和脂肪达到总热能的 20% 和 10%;糖类 50%~60%;蛋白质 15%。具体见表 5。

表 5 高脂血症的膳食定量表

食物选择	膳食疗法
肉、鱼、禽类	总共小于每日 150 克,其中鱼每周不少于 2 次
奶制品	无脂或 1% 的低脂牛奶及其制品,至少每日250 克
蛋 类	每周 2 个
水 果	中等大小每日 1~2 个
蔬 菜	400~500 克
谷物、大米和大豆	每日 200~300 克,选择全麦、豆类食物,少吃精制食品、油炸食品和糕点,可偶尔吃低脂或水果等甜食
	必要时,每日补充 2~3 克植物固醇

那么,日常中的食物有哪些含有较低的胆固醇呢?

通常,将每 100 克食物中胆固醇含量低于 100 毫克的食物称为低胆固醇食物,如鳗鱼、鲳鱼、鲤鱼、猪瘦肉、牛瘦肉、羊瘦肉、鸭肉等;不含胆固醇的食物如蔬菜、水果、五谷类、豆类(含豆制品)、粗粮等。食物中的胆固醇主要来源于动物性食物,胆固醇虽然存在于动物性食物之中,但是不同的动物及动物的不同部位,胆固醇的含量也不一致。

(1)畜肉的胆固醇含量高于禽肉,肥肉高于瘦肉,贝壳类和软体类高于一般鱼类,而蛋黄、鱼子、动物内脏的胆固醇含量则最高。

(2)猪皮、蹄膀、香肠等属高脂食品,有人认为猪皮属于低脂食物是不对的。

(3)一个蛋黄含胆固醇约 270 毫克,猪脑 125 克含胆固醇约 2 530 毫克,牛肝 125 克含胆固醇约 440 毫克,牛腰 125 克含胆固醇约 387 毫克。

(4)每 100 克食物中胆固醇含量为 200～300 毫克的食物称为高胆固醇食物,高胆固醇血症的患者应尽量少吃或不吃高胆固醇的食物。我们日常生活中常见高脂食物有猪油、植物油、猪肉(肥肉、猪皮、蹄膀)、牛肉;动物内脏(肾脏、心脏、肝脏、脑等);腌肉、汉堡包、热狗、香肠;鸡蛋黄、黄油、奶油、蛋糕、冰激凌等;糖果类;炸薯片、炸鸡腿等油炸类食物及零食;虾子、虾皮、蟹黄、蚌、牡蛎、鱿鱼、乌贼鱼、蚬肉、凤尾鱼等也是高脂肪、高胆固醇食品。全脂牛奶含有一定量的胆固醇。

(5)每 100 克食物中胆固醇含量为 100～200 毫克的食物称为中度胆固醇食物,如草鱼、鲫鱼、鲢鱼、黄鳝、河鳗、甲鱼、猪排、鸡肉等。

八、降低胆固醇——实例解析

如何将胆固醇理论应用于临床实践中,解决具体的血脂异常实例,这是一个根本的问题。在获得了血脂指标的检查结果后,指标是否正常,个体要不要进行胆固醇干预,这需要请教医生,不妨在这里做一点简单的示教,看大家能否自己初步有所判断。

1. 单纯高胆固醇血症

病例 男性,30岁,职员,身高1.7米,体重65千克。平时健康,不吸烟,无家族病史。体检,查血压、血糖正常,血脂为:总胆固醇6.41毫摩尔/升,甘油三酯1.53毫摩尔/升,低密度脂蛋白胆固醇4.16毫摩尔/升,高密度脂蛋白胆固醇1.10毫摩尔/升。

该例为青年男性,无高血压、糖尿病、吸烟史,没有肥胖及家族心血管病史,高密度脂蛋白胆固醇正常。仅总胆固醇、低密度脂蛋白胆固醇高。根据《中国成人血脂异常防治指南》,患者诊断为高胆固醇血症。

是否需要降脂治疗?依据血脂异常危险分层,患者未来10年内发生心血管疾病的危险性小于5%,属于低危人群。处理上,按照指南要求,应该进行生活方式调整,如控制饮食、增加运动等,不采取药物治疗。对于低危患者,当总胆固醇≥6.99毫摩尔/升或低密度脂蛋白胆固醇≥4.92毫摩尔/升时,如果改善生活方式不能达标,可以开始药物处理。

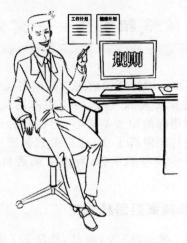

"饭吃八成饱,日行万步路。
治疗生活方式病就要从改变生活方式开始。"

　　进行饮食等控制 6～8 个星期后,复查血脂水平,如果已经达标[总胆固醇＜6.22 毫摩尔/升,低密度脂蛋白胆固醇＜4.14 毫摩尔/升]或明显改善,继续坚持下去。如果没有达标,可以强化饮食控制。还可选用植物固醇,或增加高纤维食物,如全谷类食物、水果、蔬菜、各种豆类。再经过 6～8 周后,再次监测患者血脂水平,如果已经达标或改善,继续坚持。若仍未改善,单靠调整生活方式不可能达标时,可以考虑使用药物治疗。生活方式调整达到满意效果后,还要持久坚持下去。每年复查 1～2 次。

　　如何进行饮食控制? 首先按照表 6 简单评价以下膳食情况,按实际情况填数。总分＜3 为合格;总分 3～5 为轻度膳食不良;总分＞6 为严重膳食不良。

表 6　高脂患者膳食评价

项　目	评　分
1. 您近一周吃肉是否＜75 克/天：0＝否，1＝是	□
2. 您吃肉种类：0＝瘦肉，1＝肥瘦肉，2＝肥肉，3＝内脏	□
3. 您最近一周吃蛋数量：1＝0～3 个/周，2＝4～7 个/周，3＝7 个以上/周	□
4. 您最近一周吃煎炸食品数量（油饼、油条、炸糕等）：0＝未吃，1＝1～4 次/周，2＝5～7 次/周，3＝7 次以上/周	□
5. 您最近一周吃奶油糕点的次数：0＝未吃，1＝1～4 次/周，2＝5～7 次/周，	□
评分总和	□

（举例：一人每周吃肉 3 顿，超过 75 克，计分为 1；每周吃鸡蛋≥4 个，计分 2；每周吃油炸食品 1 次，计分 1。评分共 4 分，属于轻度膳食不良。可以按照表格先减少相关饮食，使总分下降到＜3 分）

2. 高甘油三酯血症

病例　男性，42 岁，司机，身高 1.68 米，体重 80 千克。血压正常，吸烟每天 3～5 支，不饮酒，无家族性心血管病史。体检，查血压 130/80 毫米汞柱，血糖正常，总胆固醇 5.61 毫摩尔/升，甘油三酯 3.82 毫摩尔/升，低密度脂蛋白胆固醇 3.06 毫摩尔/升，高密度脂蛋白胆固醇 0.92 毫摩尔/升，腹围 94 厘米。怎么办？是否需要降脂治疗？

此病例为中年男性，肥胖体型，甘油三酯≥1.70 毫摩尔/升，高密度脂蛋白胆固醇＜1.04 毫摩尔/升，腹围＞90 厘米，存在高甘油三酯血症、低高密度脂蛋白血症和腹型肥胖。实际上，患者符合代谢综合征的标准[该综合征有 5 条标准：腹部肥胖（腰围男性＞90 厘米，女性＞85 厘米）；甘油三酯≥1.70

毫摩尔/升;高密度脂蛋白胆固醇<1.04 毫摩尔/升;空腹血糖≥6.1 毫摩尔/升或餐后 2 小时血糖≥7.8 毫摩尔/升或有糖尿病史。符合 3 条以上即可诊断为代谢综合征]。代谢综合征与饮食不节制、活动少关系很大,有专家形象地称之为胡吃乱喝综合征。

综合分析结论:患者有吸烟、低高密度脂蛋白胆固醇血症和肥胖 3 个危险因素。根据血脂异常的危险分层,患者未来 10 年内发生心血管疾病的危险属于低危(<5%)。总胆固醇为 5.61 毫摩尔/升、低密度脂蛋白胆固醇 3.06 毫摩尔/升都在正常范围内(正常参考值:TC<6.22 毫摩尔/升,LDL-C<4.14 毫摩尔/升),所以治疗方案应以改善生活方式为主,不需要服用调脂药物。

生活方式改变对于代谢综合征非常重要。通过增加体力活动量和限制饮食来减轻体重,使体重在一年内减轻 7%~10%。体力活动需要一定的强度,可以每天步行 30~60 分钟以上,一周 5~7 天。增加全谷类及纤维素食品,以饮食中的碳水化合物占 55%~65%,脂肪占 20%~30%,蛋白质占 15%左右为宜。